自閉症スペクトラムの謎を解く

高機能アスペルガー障害は、
話ことば獲得障害

別府真琴

花伝社

まえがき

従来、自閉症スペクトラムは、明確な根拠もないまま、先天的に起こるものとされてきた。母親の自責の念を考慮して、日本小児神経学会は、客観的に妥当と思われる後天性説がなかったことにもよるが、そのように対外的に対応してきたのである。最近、高機能アスペルガー障害の人たちの手記が次々と出版される風潮のなかで、彼らは、自分たちの様態を、先天性のものだときっぱり結論づけている始末である。これは、自閉症専門家が、彼らに自閉症スペクトラムは先天性のものであると説明しており、彼らはそれをそのまま信じて自分の著作でそのように述べているのである。

この傾向は、学術的に勘案した場合看過し得ないものとなっている。自閉症の専門家は、乳幼児がどのようにしてことばを獲得していくのかというプロセスさえ理解しておらず、また、ことばを、話ことばと読み書きことばに区別して考えてこなかったと思われる。したがって、自閉症の成因について語る資格を有しているのか疑問にさえ思われるのである。

前著『なぜ自閉症になるのか――乳幼児期における言語獲得障害』では、先天性説を否定し後天性説を新たに提起した。しかるに、母親への影響を考慮して、自閉症の実例として挙げた、クララとエリー、シャロット・ムーアとジョージ&サム、チャールズ・ハートとテッド、ロビン・H、キャサリン・モーリスとアンなどの物語は、ロビン・Hの例を除いて、すべて良妻賢母の母親像を示しているものばかりである。これらの物語は、自閉症を引きおこすような要因となるべきものは、あからさまには示されていない。しかしながら、これら五症例はすべて、自閉症の成因として言語獲得障害、とくに話ことばの獲得障害を窺わしめるものである。

根拠のないまま先天性説が維持されていることは、自閉症者の療育についての関心だけが高まり、成因研究は成されないまま、蚊帳の外におかれた状態で推移することになる。それにとどまらず、素人が先天性のものだと決めつけている始末であり、それらの手記を目にする母親もそのように理解してしまうようである。

自閉症スペクトラムの一画を占める高機能アスペルガー障害者は、ことばを喋れるのではないかという反論が前著に対してみられる。前著において、そのことも述べたつもりであるが、専門家でさえそれぐらいの理解なのである。そこで、この著では、「自閉症スペクトラムの謎」を、高機能アスペルガー障害児の視点、様態を理解することに要点をおき、論を推し進めたいと思う。具体的には、手記を出版している、藤家寛子、森口奈緒美、泉流星、ロビン・H、グニラ・ガーランド、ドナ・ウィリアムズなどの著作で、話ことばの獲得が十分でなかったために、読み書きことばの習得に専念し、高機能アスペルガー障害者になったことを述べたいと思う。要するに、話ことばを獲得できなかったということは、普通になれなかった、普通のこころをもてなかったということだ。また、自閉症専門家でもまだあまり理解されていないようである身体運動感覚異常とくに固有感覚異常が話ことば獲得障害によって生じることを示したいと思う。

これらの六症例のなかで、ドナ・ウィリアムズの手記『自閉症だったわたしへ』（新潮社、一九九三年）、『こころという名の贈り物——続・自閉症だったわたしへ』（新潮社、一九九六年）、『ドナの結婚——自閉症だったわたしへ』（新潮社、二〇〇二年）の三部作は、途中経過ともいうべき三〇歳までの一人の女性の人生の前半期を綴った実話である。他人の話を理解することと、自らが話すことに困難を抱え、人に理解されない人生を送らざるを得なかった女性の物語である。

しかし、文章を読んで理解することは多少の問題はあるにしても可能であり、自分や他人の行動について深く考えることができ、文章を書くことはこのような三部作にみられるとおり、見事な才能さえ感じさせるのである。そしてこの手記そのものが、自閉症は先天性ではなく、話ことばを獲得できなかったために発症することの証拠を数多く提起してくれているのである。

高機能アスペルガーといえば、ドナ・ウィリアムズにとどまらず、知の巨匠・サルトルのフローベールの大部の評伝を紹介せねばならないだろう。フローベールとは、「ボヴァリー夫人」というフランス文学史上に燦然と輝く作品を残した作家である。なぜ、サルトルは、邦訳において二〇〇〇頁を優に超えるような大部のフローベールの評伝『家の馬鹿息子』（人文書院、全三巻）を遺そうとしたのか。それまで多彩な領域で、人間の本姓を研究してきたサルトルが、最期に辿りついたロゼッタストーンである。サルトルが全精力を注いで解読したにもかかわらず、人間本質を解読したロゼッタストーンとしては、ほとんど知られていないのである。

実人生では情けないままに終わった男として知られる文豪が、じつは高機能アスペルガー障害者であったという事実である。サルトル自身は、自閉症スペクトラムについて知識があったわけではないので、ロゼッタストーンを解読したという意識はなかったと思われる。しかし知られてはいないが、まさに、『家の馬鹿息子』は、フローベールは高機能アスペルガー障害児であったということを世に知らしめているのである。

前著で、自閉症スペクトラムの成因は言語獲得障害であるという仮説を提唱したのであるが、二〇一二年、英医学誌『BMC Neuroscience』誌上において、拙著の仮説を証明してもらうことになる京都大学、佐藤弥の論文が発表されていることを知った。

表情の視覚分析に関わっている上側頭溝と、他者の運動と自分の運動を結びつけるミラー・ニューロンがある下前頭回との間の神経回路が、自閉症障害者で機能不全に陥っていることが、佐藤弥の研究によって明らかにされていたのである。上側頭溝と下前頭回の神経ネットワークは、正に乳幼児が話ことばを獲得していくには、働かねばならない必須の神経回路である。この回路が自閉症で働いていないということは、自閉症は話ことば獲得障害であることになる。

したがって、ここで新たに佐藤論文を紹介させていただき、自閉症は、言語獲得障害によって生じることをあらためて皆さんに再確認してもらうことを望んでいる。

自閉症スペクトラムの謎を解く――高機能アスペルガー障害は、話ことば獲得障害◆目次

はじめに

ことばの起源は、話ことばであり、話ことばを獲得してこころの基礎ができあがり、読み書きことばを習得していって、いわゆる識字社会のことばというものを使うことになる。この過程がないと、ことばの獲得、こころの構築が確かなものになるとは言い難い。高機能アスペルガー障害児は、話ことばを十分獲得する前に読み書きことばを習得してしまった感を否めない。

高機能アスペルガー障害の人たちは、コタツに入ると足がなくなったように感じたり、傘の絵柄を見ていると、傘をさしている自分の腕の感覚が感じられなくなったりする。見ることと腕の感覚を感じることとふたつのことを、同時にできないのである。このような固有感覚異常を自閉症の専門家は、理解できないので脳の先天性機能異常と決めつけてしまうのである。

話ことばを獲得するということは、一人称の自己を形成することである。乳幼児がことばを喋れるようになると、自分感ができ自我ができることにつながる。自分の存在を認識することである。すなわち、五感のみならず、身体運動感覚を知覚することになる。身体運動感覚とは、筋肉や腱や関節の感覚、すなわち、固有感覚を身につけることである。深部感覚といって、五感のなかでは触覚に近い知覚に属するものであり、これには内臓感覚も含まれる。

固有感覚を獲得するには、読み書きことばではなく話ことばを獲得しなければならないが、医者の多くはこのことを理解してこなかったようだ。

口承と識字の関係を歴史的に解き明かしたバリー・サンダースは、著書『本が死ぬところ暴力が生まれる――電子メディア時代における人間性の崩壊』（杉本卓訳、新曜社、一九九八年）で、次のように述べている。

イエズス会の神父で学者マーセル・ジュスは、口承文化におけることばが身体化するしかた――おそらくはキリスト教徒が神のことばの肉体化についていう意味での統合――を伝えようとした。口承文化では、身ぶり、踊り、手を打ち合わせること、こういったあらゆる種類のリズムをともなう動きが、ことばが外に出るのを助ける。古代ギリシャ人は教育をmousiké（すなわち現代英語のミュージック）と呼んでいた。というのは、彼らは数学や詩や修辞学を、踊ったり手をたたいたりしながら声に出して歌い、練習したからである。アリストテレスは、リズムと教育のあいだ、動き（motion）と感情（emotion）のあいだになんの区別も設けていなかった。どちらの場合も、人は「動かされる」。

このように、話ことばとリズムの関係、言い換えれば、話ことばと固有感覚の関係を説いているのである。すなわち、話ことばを獲得していくことに関連して、運動感覚とくに固有感覚が同時に獲得されていくのである。話ことばをうまく獲得できなかった自閉症児は、固有感覚も獲得できなかったことになる。そのため、自分は他の人とは異なる存在だという自分感ともいうべき固有感覚が弱いのである。

幼い子どもたちは、口承世界という彼らが知っている唯一の世界、そしてその世界はとても生き生きとした世界であること、音声を発したり音を立てたりは彼らが生まれたときからしていること、一言もことばを発することもなく、子どもはごく小さいときに自分の必要としていることや望んでいることを知らせることができる。お腹がすいたとか、不快だとか、愛情を欲していることといったことを、すべて泣き声や身ぶりで合図する。

声の高さや抑揚のはっきりとした変化と、リズムの急速な変化によって、空腹から愛情、そして怒りまで、すべてのことを表現することができる。疑問文は陳述文とは異なって聞こえるし、要求は欲求と異なって聞こえるし、不満は疲労と異なって聞こえる。心理言語学者ブレイン・アーリーン・モスコウィッツは、赤ん坊が発する「でたらめなバブバブいう音」が言語獲得にとって絶対に必要なものだと主張している（参考文献一）。

口承世界で当たり前と思える、話したり聞いたりということになぜそれほど注目しなければならないのか。それは、口承世界で十分な経験をしないならば、生き生きした活力ある識字の世界へと進んでいくことができないからである。口承世界は、識字世界が十全の力を発揮できる下支えとなる基礎である。バリー・サンダースは、口承世界での経験が、社会的発達と感情の発達を可能にするという。

前著においては、親子の人間関係の基点として、合意的コミュニケーション相互作用、共感・共鳴の関係、同期などの概念を拠りどころとして、話ことば成立のメカニズムを述べた。また、これらの概念の発生した原点である親子の相互模倣ゲームについて話した。

今回の著では、相互模倣ゲームの概念と様相を同じくする村上靖彦の提唱する「視線触発」なる概念を、最初に紹介し、自閉症のなかでもとくに、高機能アスペルガー症候群を中心に話を展開していきたい。

視線触発とは、サルトルそしてレヴィナスが発見したもので、相手から私へと向かう具体的な対人関係のもつ固有の構造であり、わが国においては、村上靖彦が『自閉症の現象学』（勁草書房、二〇〇八年）で提示した。村上は、サルトルとレヴィナスの延長線上で、二人に残っていた形而上学的残滓を取り除いて現象学的に純化して紹介している。

Ⅰ章　話ことば獲得障害

視線触発――相互模倣ゲーム

相手の感情や運動を感じとるという現象は、視線触発として、相手と向き合うなかで生まれる。視線触発が創りだす固有の時空間において、相手の身体性が生まれ私にも体験される。相手の運動や感情が私の体において直接体験される。すなわち、相手の身体性は私の身体性に触発を生じ、動揺を与える。私のものにせよ相手のものにせよ、情動性と運動感覚は触発されなければ体験されないが、視線触発と連動して生成するときには、相手の情動性と運動感覚が、固有のメカニズムで私の体を決まって触発し、私に体験される。

健常児の場合、例えば目があった瞬間にドキッとし、なんらかの緊張感・反応が引き起こされる。このような状況・情況で触発された視線触発は、感情表現として体験される。他者の感情や未来の運動となる意図を感じとることである。つまり視線が情動と運動感覚の触発を誘発するのである。自己の感情や体の緊張・変化に気づき、同時に、相手の感情や運動の変化にも気づき、私に感じ取られる。

前著で紹介した親子の相互模倣ゲームは、視線触発と同じ概念と考えてよい。

自閉症においては、この視線触発による情動性と運動感覚の欠損が、相互模倣ゲームの欠損と同じく、言語獲得障害につながるのである。

ことばのやりとりで社会が形成されているのだが、話ことばと読み書きことばがあまり区別されずに、総合的にことばとして使われてきた。話ことばを獲得しないで、読み書きことばから入っていくとどうなるか。このことについて、いままでほとんど知識がなかったようである。前著『なぜ自閉症になるのか』「第三章　ことばはどのように獲得されるのか」で述べたように、話ことばを十分に身につけないと問題が生じるのである。

いわゆる高機能アスペルガー症候群の人は、ことばは理解でき話すこともできる。したがって、成人するまで、アスペルガーとは診断もされずに、大変な人生を余儀なくされる。ことばは喋れて理解できるのに、自閉症スペクトラムに入るのはなぜなのか。この疑問に自閉症専門家は答えることができないのである。

これは、自閉症専門家が、自閉症児は、話ことばを習得できない、あるいは話ことばを獲得するまえに読み書きことばを習得してしまったという事実をあまり理解していないことによる。ということはまた、言語獲得メカニズムを正しく理解していないことによるようだ。

自閉症の原因は、言語獲得障害だといったら、すぐに返ってくる反論は、「ことばは立派に喋れるのに自閉症だという子どもはたくさんいます」ということである。そういう子どもたちは、高機能アスペルガー障害児だ。言語は、合意的コミュニケーション相互作用であり、母子、子どもどうしで触れ合い、共感・共鳴の世界をお互いに築き上げ、親のことばを模倣しながら獲得していくのである。もちろん「話ことば」をである。

このことが、自閉症専門家にも十分理解されていないのである。高機能アスペルガー障害児は、話ことばではなく、読み書きことばでことばを習得していく。これが不幸を生むことになる。このことを繰り返し強調した意図をわかってほしい。

母親と乳幼児の目が合い、母親が笑ったり、舌を出したりすると、同じように、母親の真似をするかのように、乳幼児も舌を出し、笑う。あるいは、その反対に、乳幼児が笑ったり、舌を出したりすると、今度は母親がその通りに真似をし返す。これは、前著で紹介した相互模倣ゲームである。

目が合う、目が合わないとは、どのようなことだろうか。

呼びかけられても気がつかないといった状態はどういうことだろうか。もちろん、聴力には問題がないことがはっきりしている場合のことである。

乳幼児がこのような状態のときは、自閉度がかなり認められるときである。前著では、自閉症を一般的に記述した。この著では、話ができるのに、自閉症とはどういうことかという疑問に答えることを主要なテーマにしたいと思う。一般的にいって、ことばというとき、話ことばと読み書きことばを一緒にして使っているのが現状である。

話ことばを獲得しなかったということは、どういうことか今一つ理解できない人が多い。話ことばを獲得しないということは、人格や常識すなわち、こころを身につけることができなかったということだ。それによって、変わっている、普通ではないということになる。

・視線触発

ここで、村上靖彦の視線触発の概念を紹介し、その後、視線触発と話ことば獲得について述べたいと思う。

相手の感情や運動を感じとることは、主に視線触発のなかで向きあうなかで生まれる。視線触発が形成される固有の次元のなかで、私に相手の身体性が生まれ体験されるという現象が生起する。このような次元を間身体性という。相手の運動や感情が私の体において直接体験される。すなわち相手の身体性は私の身体性において緊張や安心感などを触発するのである。私のものにせよ相手のものにせよ、情動性と運動感覚は、触発されなければ体験されないが、視線触発と連動して生成するときには相手の情動性と運動感覚は固有の仕方で必ず私の体を触発し、そして体験される。

定型発達の場合、例えば目があった瞬間にどきっとし、何らかの緊張感・反応が惹起される。このように間身体性に次元転換した視線触発は、感情表現として体験される。つまり表情・身振りとして体験され意味づけられる。目が合うとは、なんらかの漠然とした仕方で他者の感情や意図（本来の運動）を感じ取ることである。つまり視線触発が情動性と運動感覚の触発を誘発するのである。自己の感情や体の緊張への気づきにおいて同時に、相手の感情や運動も生成し、大まかに感じ取られる。つまり感情や運動（空間）が下書きされる。間身体性とは、私と相手の体における情動性や運動感覚の可能性の地平を包含する次元なのである。

ここから、身体運動と感情は絡み合っていることがわかる。情動性自体は体験されないまま作動する可能性もあるが、感情として体験されるときには運動感覚・身体感覚と接続する。定型発達においては、ほとんどの感情は誰かによって触発され、誰かに向けられている。感情は視線触発によって形成される体験野において組織化される。視線触発は相手の表情へと分節されつつ間身体性のなかで現出する。この視線触発と知覚の浸透は、視線、表情、接触、声音などといった形で現出するが、このとき顔や声の形象化は同時に、視線触発と運動感覚と情動性の触発そして組織化の運動でもあることになる。

ここで、視線触発は、情動性と運動感覚の「触発のきっかけ」と、「組織化の軸」の機能の二つを果たすことになる。

（一）「触発のきっかけ」というのは、そもそも体験されない情動性や運動感覚が幅広く作動しているのに対し、視線触発においては否応なく感情と運動を触発し、体験化してしまうことを指す。体験されない視線触発というものはない。目が合っているように思えても実際には相手の存在に気がつかない自閉症児は、単に視線触発がないのである。

（二）「組織化の軸」というのは、相手から向かってくるベクトル（あるいは二次的には相手に向かうベクトル）を軸として、多くの感情と運動が組織化・秩序化するということである。情動性が視線触発という体験化の媒体、組織化の軸をもたないと、パニック・行動化・身体化といった非組織的かつ非体験的な表出となる。間身体性という次元のもとで初めて組織化と気づきが可能となる。視線恐怖とは、間身体性が次元として成立し触発したけれども、組織化していない状態であると考えられる。

・図式化（話ことば発生の基礎）

相手の表情は単なるかたちではなく、相手の運動感覚や情動性の現れ、間身体性の感性的な表出でもある。このとき、もう一段階新しい運動が起こる。間身体性という次元自体は視線や声、触発に媒介されているが、それ自体は知覚できるものではない。ところが同じ現象を、感情表現として捉えたときには、知覚の媒介を視野に入れてさらに高次の次元が形成されることになる。「見えないもの」が「見えるもの」に変換されるときに起こる組織化の働き、具体的には、それ自体では知覚できない情動性や運動感覚といった諸次元が浸透し合いつつ、統一事象として身振りや表情として分節・現出する運動は図式化と名付けられる。

他者の視線のもとでは、知らぬ間に私は他者を情動的・運動的にある秩序をもった仕方で組織化している。図式化においては、視線触発と情動性と運動感覚の成分を分離することはできない。図式化とは、複数の次元が組織化しつつ浸透しあい、知覚野において高次の統一された現象を形成する運動のことを指す。それぞれの次元が変質しつつ組織化し、高次の次元を形成する。これが図式化の運動である。視線触発と諸次元の図式化は異なる現象であるが、定型発達者では一般に連動する。視線触発は、情動性と運動感覚による触発を誘発し方向づけながら、両者の図式化に浸透する。図式化においては、顔の形という感性的な形象が、それとは異質な運動感覚や情動性と浸透する。日常的にはこの浸透を自明のものとして生きるわけだが、全く関係のない現象の次元が連動するわけであるから、現象学的には自明のことではない。

・まとめ

（一）親子の共感・共鳴の情動世界、（二）母親の発語運動の模倣、この視線触発によってもたらされた、情動性と運動感覚の組織化が、身振りや表情を生み出す。この現象を図式化という、話ことば発生の基礎となる。

話ことばと固有感覚（からだのアイデンティティの形成）

乳幼児が獲得する話ことばの世界は、体験そのものの意識状態を意味する。

親子の共感・共鳴の世界、親子の同期現象、合意的相互作用が、乳幼児に母親の発語の模倣をもたらし、ことばの獲得、そして獲得したことばのネットワークの形成へとつながり、言語機能構築という自己組織化へと発展していく。

話ことばを獲得することによって、自我が芽ばえ、自分を一人称としてみることができるようになるのである。しかし、ルリアの研究（注二）からいえることは、読み書きがある程度できるようにならないと、自己分析も自己意識もまだ生まれない。

読み書きができるようになると、自己評価の内容となっていた物質的欠乏や個人的困窮を指摘するということはなくなり、自分の日常的な社会的行動の問題点を指摘し得るようになってくる。すなわち、自己意識が生まれ、自己分析ができるようになってくる。

そして、集団組織のなかでの自分自身に対する評価、処遇といったことから、自分自身を意識的に分析することを行うようになる。これは、現実の生活領域における自己分析といえるが、内面的な自己分析へいたる萌芽とみることができる。また、他人に対する態度のなかに、自分自身の内的世界を反映するような新しい心理学的特質を定式化するといったことがみられるようになる。話ことばの一人称の世界から、読み書きことば獲得によって一人称と三人称の統合の世界への旅立ちが始まる。

一人称の自己、自我の世界は、母親を基地として、遊びながらからだを使って話ことばを獲得していって達成される世界である。

・ことばとからだ

野村庄吾は、『乳幼児の世界――こころの発達』（岩波書店、一九八〇年）で、乳幼児のからだとことばの関係を述べている。

三歳児のあふれんばかりの自信は、ことばによる運動のコントロールにみることができる。「ようい、ドン」の合図でかけ出し、「ストップ」で停止できるようになる。ただ、大勢でいっしょにやるとできない。これはまだことばより状況にひっぱられ、みんなが走ると走り、止まると止まる状態になるからである。だが、大人と一対一か、少人数なら、ことばで身体行動のコントロールが可能になってくる。

三歳以前であると、このようなことばでのスタートが、まだうまくできない場合が多い。運動会のスタートもバラバラであり、スタートの合図がなるまでの間を十分にためこむことができず、すぐ飛び出したり、あるいは合図がなってからやっと気づいて走り出す子どももいる。ことばでの身体のコントロールがまだ完成の域に達していないのである。追っかけられたらすぐ逃げるし、遠くで父の姿を見たらすぐ飛び出す。単純なスタートならできるが、動作を「ためこむ」ということが難しい。

しかし、三歳児は、からだをコントロールし、未来をためこむことで自分のこころをコントロールすることができるようになってくる。だから、自分中心のようにみえても、未来にたてた目標のためにはがまんして待つこともできる。

だが、こういう自分の論理が現実と衝突するなかから、自分で自分を「今は駄目だけれども、あとでこれをする」というように、時間的展望をもって自分をまとめていかねばならない。そのまとめが自分をコントロールすることにもなる。

この自分をかえりみてまとめる自己ができていくことは、自分の身体のコントロールをことばで行うことに反映してくる。つまり、左手は積み木をもちながら、右手ではトンカチで打つ（する）というように、自分の運動を同時にまとめていくことに通じているわけで、これを「ながら」の世界と呼んでいる。

ふたつの手で、同時に別々のことをする、たとえば一方を開き、一方を握る。すると、ともすれば一方がお留守になりがちだが、三歳にもなれば、なんとかそれをひとつの動作として同時にまとめようと一生懸命試みるのである。二歳までは、こういった別々の動作をまとめようとはしない。これは「……しながら……する」という、ふたつのことを同時にすることが可能になっていくことを示している。多くのまわりの人との関係を太い線で、自分との関係の世界としてまとめ上げていける三歳児には、同じようにふたつの動作、ふたつの課題を自分の動作として一つにまとめ上げていくことができる。人とのつながりの関係をもつこと、そして二つのことを同時にすることは、決して無関係なことではない。

このまとめるというとき、人との関係のように、ことばとか記号が大きな役割をはたしてくる。たとえば、光がつくとゴムバルブを握りなさい、光が消えたら離しなさいという課題をことばで与える。三歳児は光がついてしばらくしてから握り、消えてしばらくしてから離すことができる。二歳のときでは刺激とことばに合すことができず、自分勝手に握ったり離したりして、ばらばらの行動になる。四歳になると、刺激とことばに正しく即座に反応できるようになってくる。だから、その状況に主体的に自分を合そうとするひたむきな努力が三歳でもっともよく表面にあらわれることになる。このような「ながら」の世界を成立するためには、ことばや記号が大きな役割を演じることになる。

合図でスタートすることは、やさしいようで、なかなか難しい。「ようい」の姿勢のなかに、すぐあとの走るという行為を「ためこむ」必要がある。つまり、止まって「いながら」、そのなかへ進む準備をためこむというふたつの行為を統合せねばならない。しかも、これをことばでコントロールしなければならない。人は場面、状況によってではなく、ことばによって自分を待たせることができなければならない。動物とは違い、人は「ようい　ドン」ということばでスタートする、ことばによって身体をコントロールし、未来をためこまなければならない。

子どもは、話ことばによって築かれる論理的汎化機能で、子どもの論理をつらぬくことによって、自己の芽がぐんぐん伸びていくのであり、それが三歳児の発達のもっともすばらしいところである。

・固有感覚（自己のアイデンティティ）

体の筋肉、腱、関節から伝えられる、連続的で意識されない深部感覚である固有感覚によって、体の位置、緊張、動きが、絶えず感知され、修正されている。これは無意識のうちに自動的に行なわれているので、私たちは気づかない。固有感覚という命名は、自分が自分であるという感覚、すなわち、自己のアイデンティティには欠かせないもので、固有感覚があるからこそ、体が自分固有のもの、自分のものであると感じられるのである。

私たちにとって、からだをコントロールすること、自分のからだとしてそれを動かすことほど、基本的で大切なことはない。しかしそれは、無意識に自然にできることなので、私たちはそれについて考えてみることさえしない。

脳神経科医であるオリヴァー・サックスは、自著『妻を帽子とまちがえた男』（高見幸朗、金沢泰子訳、早川書房、二〇〇九年）のなかで、「からだのないクリスチーナ」（九六頁）というテーマで固有感覚の欠如の状態を紹介している。彼女は、感覚神経の炎症のため、脊髄神経と脳神経系の感覚性の神経根がおかされ、固有感覚の障害をきたしたのである。彼女のような固有感覚の障害に対して、「からだをなくした感じ」、「からだが死んでしまった感じ」、「肉体的自我を失ってしまった感じ」とかの表現が使われる。

話ことばを、遊びながらからだを使いながら、母親を基地として、獲得していった子どもは、固有感覚はしっかりとできている。しかしながら、高機能アスペルガー障害者のように、話ことばより読み書きことば優位でことばを獲得していったとき、なにが起こるか。話ことばの獲得が不十分で未熟であれば、固有感覚が十分形成されないのである。

定型発達者は、自分は他の人とは異なる存在として実在していると感じている。これは、話ことばを獲得していくことにつれて、運動感覚、固有感覚が同時に獲得されていくから可能になるのである。話ことばをうまく獲得できなかった自閉症児は、固有感覚も獲得できないことになる。そのため、自分は他の人とは異なる存在だという自分感ともいうべき意識が弱いのである。乳幼児が「ようぃドン」のように、ことばによって体をコントロールすることを習得しなかった場合、身体の深部感覚である固有感覚の弱さにつながることになる。

母親と乳幼児が見つめ合う行為を二項関係といい、この二項関係に物が加われば三項関係といって、母親がある物体に注意を向けたとき、乳幼児もその物に注意を向ける。対象への注意が共有され、母親が注意を向けた物に乳幼児も関心をもつことが、社会への接点になる。三項関係とは、注意の共有を通して意味の共同化をもたらし、親子の間に共感をも生み出す。この二項関係から三項関係に移るとき共感が生まれるのである。人類の乳幼児は母親との信頼関係により、仰向けの姿勢ができるようになり、加えて、足を投げ出して坐ることもでき、自由な両手の使用とまなざしによるコミュニケーションを手に入れた。これが指さしへと発達したと考えられる。

乳幼児は、なにかを見ながら、またなにかを聞きながら、手を使うことができる。そして、歩くことができるようになったら、歩きながら手を使うことができるようになったのである。

そして、動きながら、五感を使って、ことばを獲得してきたのである。動くことと、ことばは密接に関係しており、話ことばと固有感覚は強く結びついているのである。

高機能アスペルガー障害児のように、話ことばの獲得が未熟であったならば、固有感覚の獲得も不十分になる。たとえば、コタツに入って足が見えなくなると、その足の感覚がなくなる、傘をさしていて絵柄をみていると、傘を持っている腕の感覚がなくなる、団体縄跳びがまったくできなかったとか、自分のからだがどこまであるのかわからないので、物にぶつかるとか、身体感覚がつかめないことによる弊害に悩まされることになる。

ニキ・リンコや藤家寛子は、「だるまさんがころんだ」ができなかったようである（参考文献二）。

「だるまさんがころんだ」はやさしいようで難しい。自分では止まっているつもりなのに、「止まっていない」って言われると「そうかな」と思ってしまう。「自分の身体がどこからどこまでかわからない」という特性をもっているから、あまり強く「私、絶対止まったもん！」って言えない。どこにあるかわからない身体だったら、止まっているとは主張しにくいから、みんなとは同じように遊べなかったのである。したがって、友だちができないし、友だちができないと遊ぶ機会が減る。友だちができないといろんな機会は減る。ニワトリが先か卵が先かだが悪循環になる。

自閉症スペクトラムにおいて、ミラー・ニューロン回路不全がある

相互模倣ゲームは、情動に関与する親子の顔面筋運動の相互模倣によって進行する親子の交流である。これは生後直ぐに始まることがわかっている。お互いに模倣をするということは、親子の顔面筋の運動感覚を媒介として、模倣や感情理解で活性化する神経群であるミラー・ニューロンが機能するということである。このミラー・ニューロンが働くには当然視線の共有協働が現実とならないと成立しない。

視線触発は、情動性と運動感覚を媒介として、相手への覚醒と自分の体への覚醒をもたらす。相互模倣ゲームと視線触発とは、同じ概念であり、両者が欠損すると、自閉症を引き起こすといってよい。

両者とも、視線と表情という二つの概念を含んでおり、木村（参考文献三）が脳磁場の測定により、それぞれ二つの視線触発があり、一つは、一般的に視線触発といわれている向かってくるベクトルであり（一二〇マイクロ秒付近）（P1）、もう一つは共鳴世界（一七〇マイクロ秒、子どもでは一四〇マイクロ秒付近）と関係があり、ミラー・ニューロンとして知られる模倣や

感情理解で活性化する神経群と関係することを示した。

また、京都大学の佐藤弥《わたる》のグループは、自閉症スペクトラム障害群の成人一二名および定型発達群の成人一三名を対象として、動的表情および静的表情を見ている間の脳活動をｆＭＲＩで計測した。そして、脳領域の活動の強さを比較し、神経ネットワークを分析したのである。その結果、動的表情を見たとき、上側頭溝・紡錘状回、扁桃体、内側前頭前野、下前頭回といった領域の活動が、自閉症スペクトラム障害群において定型発達群より低いことが判明した。これらは全て、対人相互作用に関わることがわかっている領域である。

これらの領域のなかでとくに興味深いのは、下前頭回の活動の違いである。下前頭回は、他者の運動と自分の運動を結びつけるミラー・ニューロンがある部位である。自閉症スペクトラム障害群では、他者の動的表情を見たとき、自動的に共鳴応答するミラー・ニューロンがうまく機能していないことが示唆される。

さらに神経回路の分析から、定型発達群において、動的表情を見ているときには、視覚野の上側頭溝（表情の視覚分析に関わる領域）と下前頭回の間の機能的結合が強くなることがわかった。この神経回路によって私たちは、表情の視覚分析の結果に基づいて、表情を模倣したり、自分の表情運動の情報を使って他者の感情を読みとったりしていると考えられる。

これに対し、自閉症スペクトラム障害群では、上側頭溝と下前頭回の間の結合が弱く、動的表情処理の回路がうまく機能していないことが示された。

この佐藤弥の研究によって、自閉症スペクトラム障害群において、表情コミュニケーションの問題の基盤にミラー・ニューロン回路不全があることがわかった。すなわち、自閉症スペクトラム障害群における相互模倣ゲームと視線触発の欠損は、ミラー・ニューロン回路不全に起因することが明らかになったのである。

自閉症スペクトラムは、相互模倣ゲームと視線触発の欠損によって、言語獲得、とくに話しことば獲得に問題が生じることが証明されたのである。

ごっこ遊び（知覚的空想）の欠如

ごっこ遊びで、お母さんの真似をしたり、石ころを「おにぎり」に見立てているのは、お母さんの動作を模倣しているのであり、お母さんの気持ちになっており、お母さんの運動感覚と感情を触発されているのである。すなわち、視線触発が、母子で行われていることになる。このように、知覚的空想であるごっこ遊びは、乳幼児がお母さんの動作を空想の世界で模倣することによって成立するものである。

視線触発の経験のない自閉症児は、相手の運動感覚や感情を自然に感じ取ることが苦手である。おもちゃのほ乳瓶を口に含むときも、知覚上のものまねはできているが、それが行為・意図の模倣・演技・知覚的空想にはなっていない。相手の運動感覚を真似ること、役を演じること、そして感情移入することは、他者の体験を、自分の身体で現実化するという視線触発のある定型発達者の行為である。

定型発達の場合、視線触発が安心感という情動性を生み、遊びという創造性の作動を可能にする。それ故に視線触発を基点として、ごっこ遊びが発達する。自閉症の場合、そもそも安心感を生む主要な構造は常同行動である。予期不能な恐ろしい刺激を遮断し、安定した触発の中に閉じこもることが可能だからである。このことは、不安が強くなると常同行動を始める子どもが多いことからもわかる。つまり双方とも安心感を基点として遊びが発展するのは同じだが、その仕組みがちがうのだ。

多くの自閉症児は成長過程で視線触発に開かれ、愛着を形成していく。それゆえこの直接的な対人関係の成立と安定は、ごっこ遊びの段階にいたった自閉症児の場合は大きな意味をもつ。家庭環境が安定し、肯定的に育てられている場合には、安心感の中で想像力を創造性へと発展させ、社会性が身についていく。不安定な環境のなかで、安心感が創設されない場合、自閉症児は不可解な無秩序さ、あるいは常同というより衝動性をともなった強迫的な遊びを繰り返すようになる。結局、定型発達児においてと同様に、自閉症児においても対人的な環境の安定は、創造性の発達と、そして社会性への開示にとって不可欠の条件なのである。

自閉症児の模倣は、「形」の模倣であって、形の背後の次元、他者の行動とそこに含まれる意図の模倣ではない。視線触発とミラー・ニューロン系の連動が悪い。たとえば、握手をしようと右手を差し出すと、鏡のように左手を出す自閉症児は多い。あるいはバイバイで手のひらを自分に向ける。相手のバイバイの手のひらが自分に向いているからである。あるいは風車の吹き方を教えるときに、「フーッ」と発音して見本を見せると、息を吹きかけずに「フーッ」と発音してしまい、その結果風車を回せない子も多い。つまり知覚した形の模倣はできるけれども、「フーッ」というのが息を吹きかけることの比喩だという意図がくみ取れないのである。定型発達児の場合、この比喩は自然と理解して反応してしまう（参考文献四）。

空想から生じるごっこ遊びに必要とされるのは、子どもと母親、あるいは子ども同士での視線触発に基づく情動性と運動感覚の触発である。自閉症児においても自分の興味のある対象に対してはミラー・ニューロン系が働くことがわかってきているが、働く対象が人間ではなくアニメのキャラクターなので他者の模倣がうまくできないのである。自閉症においても定型発達においても、ミラー系の作動において形態、運動、そして感情という三つの異質な次元が統合されるのだと考えられる。ただし、自閉症児の場合、対人関係の中ではこの統合が作動しにくいのである。それゆえ他者に向かって感情を表現することが構造的に難しい。他者の感情を感じにくい、自己の感情を感じにくい、あるいは感情の出し方がわからないのでイライラするといった状態は、視線触発の中で感情を組織化すること（つまり運動感覚と結びつけて統覚すること）の困難からくる。

自閉症児は、他者の不可解な感情と予測不能な運動におびえることがある。

誰かが急に私の方に身を乗り出すと、私はひどく驚いておびえることがあった。上から何かが落ちてきて、押しつぶされる感じだった。それでも私は逃げたりよけたりしなかった。パニックはすべて私の中だけのことだった。（中略）私の身体はどこ？　上はどっちで、下はどっち？（『ずっと「普通」になりたかった。』花風社、二〇〇〇年、二七頁）

視線触発の中で成立する知覚的空想の形成が、運動感覚と情動性の図式化の場となっており、

（一）視線触発、（二）知覚的空想、（三）図式化と感情移入という発達の順序がみられる。

相互模倣ゲーム、視線触発の欠如は、自閉症スペクトラムを生む

乳幼児は、親との共感・共鳴の世界を築くなかで、親のことばを模倣することにより、具体的概念から象徴的概念への変換を可能にし、意味をともなったことばの世界を築きあげていく。親のことばを模倣することによって、親子の運動感覚は相互浸透することで意味をともなう表現となる。すなわち視線触発による親子の運動感覚と情動性の相互作用により言語表現が可能となる。親子の相互模倣ゲーム、親子の共感・共鳴の関係、親子の同期現象、親子の視線触発によって獲得されてくることばは、それまでに一から積み重ねられてきたことばのネットワークに、じょじょに付け加えられていくのである。すでに存在する小さな乏しい疎らなネットワークを補強する形ででき上がってくる。そのつど、範疇的・論理的汎化機能として統合され成熟してくる。これが言語システムである。親子の相互模倣ゲーム・視線触発の欠如があれば、親子の運動感覚、情動性は相互浸透せず、言語機能は構築されないので、自閉症発症の要因となる。

ことばを使用するが、若干、ある程度、相当の困難を抱える高機能自閉症者の場合、言語行

為の論理構造（表現）は、どのようになっているのだろうか。

　話ことばを獲得するまえに読み書きことばを獲得した高機能自閉症者は、頻繁に聞き返す、あるいは質問への返答に時間がかかるなど、話ことばの聞き取りに何らかの困難を抱えている。村上の言うように、同じことを三度聴くことで初めて意味が理解できる。一回目は音がする、二回目は声がする、三回目で何を言っているのかがわかるのである。

　語の発音とは、（一）イメージ世界（形の次元）（知覚と空想を区別できない、知覚と空想を包摂する次元、一定の運動や形が現れ継起する次元）、（二）運動感覚の作動する身体の次元（空想身体も含む）、そして（三）語の理念的分節、という互いに異質な三次元が浸透しあいつつ互いに分節し、発音を形成する現象である。理念性や論理は、運動感覚と質的に異なる還元不可能な次元であるが、運動感覚と浸透することでのみ表現となる。三回同じことばを聞かないと理解できないという冒頭の引用が示しているのは、形象の把握、運動感覚、言語や論理、この三つの次元を順番に統合させていかなければならないからである。

　定型発達者においては、話ことばにおいて、範疇的・論理的汎化機能により、そのつど統合されて作動する次元が、自閉症者においては、ときにばらばらに作動するのである。自閉症者は、質問に対して、とっさに答えることが苦手でゆっくり考える時間を必要とする。

この浸透と分節の構造を村上は、次のように分析する。一回目では、この感性的印象が受動的に分節されて音響の形象化が起こっている、すなわち音のまとまりが聞こえる。二回目では、音のまとまりが運動感覚と浸透することで人の声とわかる。視線触発によって開かれる間身体性の次元で、自分の空想身体の作動として相手の運動感覚や情動性を感じる。単なる物音と人間の声とが分化する。声が声として聞こえるのは、人間の発声の運動として聞こえるからである。これはある種の指標作用である。ただし、定型発達者にとって、語音を構成する指標作用は、自閉症者が用いる動機付け連関による指標作用ではなく、感性的印象と身体運動感覚の浸透や身体運動感覚と情動性の浸透であり、アプリオリに近いものである。それに反して、自閉症者が使う指標は、火星の運河が宇宙人の存在を指示する指標となるように、経験的で偶然的な動機付け連関である。

声は、人間の発声の運動として聞こえるので、物音とは現象構造が異なる、したがって図として際だつのである。

同じことは書きことばにも当てはまる。視覚的形象は、運動感覚や理念性と浸透した形象であるから、字は理念性の浸透ゆえ図として浮かび上がり、絵と区別される。しかし、次元浸透の弱い自閉症者は、意味をもつ語音としてではなく、模様として文字を捉える。二次的に他の事物を指示する指標となるのであり、それゆえ文字は自閉症者にとっては表現ではない。

自分の発声の場面だけでなく、相手の声を聞くときにも、発声の運動感覚が自分の空想身体において作動する。これは他者の運動感覚を潜在的に感じている空想身体の働き、神経学的にはミラー・ニューロン系の働きであり、実際に筋電位もあがる。顕在的あるいは潜在的に運動感覚が作動したときにのみ、ある音が声として聞こえることになる。声として聞く場合は音響と運動感覚は決して分離しないから、音と同時に運動感覚を感じとれないと本来の意味では声として聞こえない。感性的印象と運動感覚は分離し得ないものとして浸透しなければならない。相互模倣ゲーム・視線触発の欠損のある自閉症者ではこの浸透が起きにくいので、声が声として聞こえないということになる。

自閉症者は、自らの運動感覚を体験化できない場合もしばしばあり、仮に体験したとしても感性的印象と両立しないことがある。たとえばドナ・ウィリアムズの場合、感覚か身体運動かどちらかだけしか体験できないことを、村上が次のように紹介している。

　私はたとえば木の肌触りを感じることはできるけれども、そうしている間は自分の手の感覚がないのだ。チャンネルを変えて自分の手を感じることもできるかもしれないが、そ

うしてしまうと、自分の手が何を触っているのかわからなくなる。（参考文献四、一三二頁）

このような場合、声を声として聞くのは難しくなる。ウィリアムズが食器洗い機の音と人の声を間違えるように、多くの自閉症者は、周囲の音から声を選択的に聞き取ることを苦手とする。声として聞けるかどうかの違いは、音響と運動感覚は決して分離しないから、親との相互模倣ゲームまたは視線触発の体験が必要である。音である声を、発語した人の発声運動感覚として同時に感じとれないと、本来の意味で声として聞こえない。つまり声が声として感じとられるには、すなわち物音から声が分化するには、運動感覚の次元が開かれ、感性的印象である音と運動感覚は分離し得ないものとして浸透しなければならない。自閉症者は、乳幼児期における相互模倣ゲーム、あるいは親子の共感・共鳴の欠如のため、親の発声運動の実体験が身についていないので、この浸透が起きにくい。自閉症研究者は、相互模倣ゲームや視線触発のメカニズムを理解していなかったので、この自閉症の病態を先天的な機能異常と考えざるを得なかったのではないかと思われる。

自閉症児が物音と声を区別できるようになったときに、彼は運動感覚という「見えないもの」、感性的には与えられていないものの次元、新しい現象の次元を獲得したといえる。新しい次元の誕生は、視線触発へ開かれることともいえる。この次元が成立しないときには、自閉症者においては声と物音の区別は、しばしば意識的な感覚の弁別行為であり、定型発達者の図式化のように自動的に成立する作用ではない。オートマティックでは動かずにマニュアル操作が必要となる。そして身体運動の次元が開かれるとは、他者身体の運動感覚へも開かれるということである。自閉症者はここで自己の体と他者の体も発見することになる。視線触発の発見と、運動感覚の次元の発見が組み合わさって感情の図式化が可能となるのである。

それでは、声を聞く二回目から、ことばを聞く三回目への展開は何を意味しているのだろうか。声からことばへの展開が、言語的な意味をもたらすのであるが、身体感覚から生じる聴覚的形象である声が、言語の次元と浸透し合うのである。こうして初めて、声はことばの発音となる。と同時に、これは理念性の次元という新たな見えないものの次元への参入でもある。つまり異なる次元と浸透した現象は、次元転換によってその性格そのものを変えることになる。声が言語的音声へと次元転換を起こすのである。

「定型発達においては、対人関係は、少なくとも間身体性における交流と、言語の次元における交流との間で区別できて、後者は前者に基づけられているということがわかる」と、村上は言う。これはどういう意味だろうか。マトゥラーナのいう「ことばとは合意的コミュニケーション相互作用」だということである。語彙と文法は身につけている自閉症者が、他者とコミュニケーションが取れないのは、話ことばではなく読み書きことばでコミュニケーションを取ろうとするからである。話ことばにおける運動感覚の次元の交流に基づけられない限り、言語は定型発達の意味でのコミュニケーションとはならないのである。つまり、理念性・意味の伝達は、それを基づける運動感覚の次元に関係するのであり、理念性そのものの中にあるわけではないのである。

自閉症者のことばは、話ことばで獲得したものでなく、読み書きことばで獲得したものだから、理念性を維持しているようにみえる場合でも、微妙なニュアンスを欠くのである。

定型発達者は言語概念で思考し、視覚優位の自閉症者は視覚イメージで思考する

思考とは、そもそもことばの相互作用によって生じてくるものである。すなわち、定型発達者の思考は、ことばの発音の相互作用によって構成される。思い浮かぶ対象のイメージ、言い換えると、対象の意味の直感的充実は必要としない。定型発達者においては、概念はことばの発音によって作動する必要がある。

一方、自閉症者の多くは、ことばの作動を必要としないかわりに、イメージを頭の中でめぐらせる。概念を使用しないで思考するのである。イメージの連鎖こそが思考であって、語の発音は、それを伝達するために後からあてがわれるから副次的である。

定型発達者からみたときの自閉症者の思考は、多くの場合、類似のイメージに基づく連鎖が、定型発達の思考の論理と異なるため、かみ合わないことになる。定型発達者において、表現の意味思考を支配している文法構造と語彙の構造にとってかわって、自閉症者の思考は、感覚の連合・類似性である動機付け連関が文法となっている。

自閉症者の思考は言語体系の論理とは異なるが、自閉症者といえども、やはりなにがしかの論理に従って思考しているので、その論理は支離滅裂なわけではない。しかしながら、定型発達者と自閉症者のあいだの会話は、両者の論理が異なる発生構造で図式化しているため、かみ合わない部分を残すことになる。

話ことばではなく、書きことばから言語を習得した自閉症者は、語の形象をまずデザインとして記憶し、次にそれに特定の対象・行為を結びつける。多くの自閉症者は、語が一般的なものではなく特定の物を指示していると考える。つまり、論理的な表現ではなく指標的な動機付け連関である。

したがって、自閉症者の思考は視覚優位である場合が多い。

視覚優位とはつまり、頭のなかでビデオを上映するようにイメージを連鎖させることで、言語的な思考の代用をしているということである。

グランディンは次のように述べる。

私は絵で考える。ことばは私にとって第二言語のようなものだ。私は話ことばや文字を、音声付のカラー映画に翻訳して、それがビデオのように、頭のなかで放映される。誰かに話しかけられると、そのことばは即座に絵に変化する。（グランディン『自閉症の才能開発』カニングハム久子訳、学習研究社、一九九七年、邦訳二〇頁）

私は機器のシミュレーションを頭の中で行ったり、操作上の問題を解決しようとするとき、それはビデオを心の中で見るようなものである。どんな角度からも見え、自分自身を機器の上にも下にも置くことができ、同時にその周囲を回転することもできる。三次元のシミュレーションを作る高価なグラフィック・プログラムは、私には必要ではない。自分の頭の中に、何よりも高度にすばやくできる技術があるのだから。（同二二頁）

多くの人と違って、私の思考はビデオのように具体的映像から、一般化や概念化へと向かう。例えば私の「犬」という概念は、いままでに出会ってきた犬それぞれに密着している。まるで、今までに見た犬の絵付きのカタログカードをもっていて、私のビデオライブラリーに例が増えるごとにだんだん大きくなるようだ。（同二九―三〇頁）

このように、絵で考える人は多い。

あるいはウィリアムズのように、絵・動画ではなく、運動のパターンや、用途にともなう身体運動を、概念の代わりに使って思考するという人もいる。これも概念ではなく、運動の形で思考しているのである。ウィリアムズは、「私は、視覚の処理に深刻な問題を抱えているので、絵で考えることはできない。トイレは絵ではなく行為であり、カップはイメージではなく、運動と用途であり、愛は絵もシンボルももたないが、ある流れるパターンをもつ」と述べている（参考文献四より引用）。

火星の模様を火星人の存在と結びつける場合と同じように、概念（表現）ではなく、サイン言語（指標）として言語を獲得するのである。ことばは、発話の運動感覚に浸透したものとしては構築されない。たとえ語の発音を覚えても、それは音響の形象と、それが指示する個別対象との関係のあいだに、事後的・経験的な動機付け連関を打ち立てることによるのであって、発音の運動感覚と理念的意味が浸透しつつ図式化するという定型発達者の分類ではない方法で世界を整理する。その方法は人によって異なるようである。

このような習得をした場合、言語の理念性や文法の論理的な法則性は、発音の身体性とは独立したものとして、象徴文字は解読され、まさに独立した言語の世界として成立した上で、事後的に発音によって指示されることになる。そのため、返答に時間がかかったり、聞き返したりする。運動感覚に浸透しないので、棒読みになりやすい。

リズムこそが、声の次元において間主観性を支えているのであるから、リズムがつかめないとうまく他者と意志の疎通が行えない。そもそもは、個人の情動性と運動感覚の図式化であるだけでなく、複数の人間のあいだで運動感覚と情動性の間合いを図式化するのである。図式化は間身体的なものである。リズムに基づけられないかぎり、言語はコミュニケーションの手段となりえない。それゆえ、活字の解読を通して言語を身につけた自閉症者の場合は、言語は本質的にはコミュニケーション、あるいは体験の共有の道具としては成立していないのである。すなわち、ことばは合意的コミュニケーション相互作用となっていないのである。

いずれにしても、自閉症者の思考はイメージの連鎖として生起する。このことは意外な形で定型発達の言語行為との共通点を明らかにする。つまり人間の思考が生起する場である形の次元は、定型発達者においては語の発音が生起する場となり、自閉症者の場合はイメージが連鎖する場となる。定型発達においては、この語の発音が生起する場とは、そこで意味作用が生起する場でもある。この場は知覚・空想・空虚表象に共通するような経験次元を指しているが、ここが思考が生起する場なのである。思考の「場」であって、思考そのものではないが。この形が生成する場において、自閉症児はイメージ連鎖で思考し、定型発達者は語を作動させて思考する。

村上は、「芸術家はそれぞれのマチエール（材料、質感）をこの場で展開させて絵画によってあるいは音楽によって思考する」と言う。芸術的なマチエールを展開するとは、ことばによって思考することにより、マチエールを新しく蘇らせるのである。

運動感覚の分節は、同時に情動性が感情表現へと分節する運動でもある。この仕組みを図式化と呼んできた。発音の作動が運動感覚を前提とする以上、そこには情動性も浸透する。すると、発音と意味の浸透は、運動感覚と情動性の浸透に基づけられていることになる。定型発達においては、発音にともなう運動感覚が情動性の現象と連動するために、言語的な意味に情動性が浸透するのである。理念的意味が情動性に由来するということではなく、むしろ異質な次元同士の浸透を示している。

発音の形と意味の浸透は、発音の運動感覚と情動性の浸透に基づけられている。それゆえ、情動性に当てはまらないことばは違和感・わざとらしさを残すし、嘘はばれることもあるのである。すべての言語表現が感情表現だということではないが、すべての言語表現・思考はそのときの情動性によって浸透されており、誠実な発話においては意味と情動性は調和する。

逆に自閉症者の場合、言語は自ずと生じる感情表現をもとにしているわけではなく、感情や感覚を記号に置き換える作用である。であるから、暗黙のうちに共有されている状況や感情に基づく、定型発達者の曖昧な言い回しや機微を捉えられずに悩むことになる。あるいは、棒読みのような語りと思われる場合は、この運動感覚と情動性の浸透が弱いのである。

空想の機能とは別にごっこ遊びや感情移入で必要とされるのは、情動性と運動感覚との接続である。自閉症児においても自分の興味のある対象に対してはミラー・ニューロン系が働くことがわかってきている。ただ、働く対象が人間ではなくアニメのキャラクターなので他者の模倣がうまくできないのである。自閉症においても定型発達においても、ミラー系の作動において形態、運動、そして感情という三つの異質な次元が統合されるのである。ただし自閉症児の場合、対人関係の中ではこの統合が作動しにくいのである。それゆえ他者に向かって感情を表現することが構造的に難しくなる。このことは、佐藤弥の研究によって証明された。
他者の感情を感じにくい、自己の感情も感じにくい、あるいは感情の出し方がわからないのでいらいらするといった状態は、視線触発のなかで、感情を組織化すること、つまり運動感覚と結びつけて統覚することの困難からくる。健常児は動いている表情を見ているときには、表情の視覚分析に関わる上側頭溝と、ミラー・ニューロンのある下前頭回の機能的結合がうまく連動する。この神経回路によって私たちは、表情の視覚分析の結果に基づいて、表情を模倣したり、自分の表情運動の情報を使って他者の感情を読みとったりしているのである。

自分の感じたことを外に表すことは、頭で決めて意識的に行なう行為だった。ちょうど、自分の内側から、感情や感覚を「手動で」取り出して、それを何か、表に揚げられるような形式に変換するような感じだった。どうして人間はそんなことをすることになっているのか、それさえもよくわかっていなかった。私の感覚や感情は、ひとりでに外にでることがなかった。（中略）私の感覚や感情が他人にわかるかわからないかが重要なことだとは、少しも知らなかった。（『ずっと「普通」になりたかった。』一〇九頁）

このように、自閉症児は、上側頭溝と下前頭回の結合が弱く、動的表情処理の回路がうまく働いていないのである。したがって、他者の感情を感じにくい、自己の感情も感じにくい、あるいは感情の出し方がわからないということになる。

空間知覚概念の異常

グニラ・ガーランド（参考文献五）のものの見えかたは、どこか人と違うところがあった。彼女の視覚は少々平板というか、二次元的なので、このことも場所や人間の理解に影響していた。世界は写真のように見えていた。このことの影響は、さまざまな形をとって表れた。たとえば彼女は、近所の家々にも内部があるということを知らなかった。すべては芝居の書き割りのように見えていたからである。自分の家の内部には空間があることは知っていたのに、その知識を向かいの家に応用することはできなかった。向かいの家は、紙と同じ平面でしかなかった。書き割りの家の中にも人が住んでいて、私たち家族と同じように暮らしているなんて、考えもしなかった。

平面的な視覚の影響はもう一つあった。彼女は、「下」とか「向こう側」という概念がわからなかったのである。いくつかの特定の物に関しては、何か別の物の下や向こう側に入ってしまうこともあるとちゃんと理解していた。入ってしまう現場を見たことがあるからである。一度でも見れば理解できた。ところがその理解は、そのとき見た物にしか通用しなかった。

つまり、グニラには、「下」あるいは「向こう側」という空間概念が、普遍的なカテゴリーとして成立していなかったのである。

彼女には、見えないものは存在しないのである。したがって、奥行きと裏側も存在しない。つまり彼女は二次元の空間を生きていることになる。つまり「下」あるいは「向こう側」、「奥行き」、「裏側」という概念は、普遍的なカテゴリーとして成立していない。

具体的概念がことばという象徴的概念に変換し、ことばとことばの関係が言語システムをつくりだし、状況・情況に応じた意味をもったことばの世界をつくりだしていく。

机の下にボールが転がりこんでしまったとき、親が子どもといっしょになってボールを探すとき、机の下という空間を、親子が共同注意のもとにあれば、「下」という具体的空間概念と「下」ということばである象徴的概念は結びつく。あるいは道路を隔てて家の向こう側の家に住んでいる子どもの友だちのことを話すとき、具体的状況である「向こう側」という空間概念と、象徴的概念である「向こう側」ということばを結びつけて親子で話しておれば、向こう側も空間概念として理解していくはずである。

この両概念間の変換は、言語システムの機能である範疇的汎化・論理的汎化機能に則り、進行していくので、知覚空間の奥行き構造は概念として創設されていく。したがって、グニラの空間概念の異常は、話ことば獲得障害に起因するものということがわかる。

この世界に安心感を抱けないほとんどの自閉症児は、感覚異常をもつことはよく知られている。そして、空間知覚概念の異常も例外ではない。これは話ことば獲得障害を意味するのである。

これに対して、時間感覚異常は、話ことば獲得障害があっても読み書きことばで記述する機能があれば、ほとんど現われないのである。したがって、高機能アスペルガー障害には、時間感覚異常はあまり認められない。

クレーン現象と人称代名詞

視線触発によって、自己身体と他者身体が統合されると、初めて自己と他者が区別されるという自他の区別が生まれる。見えない情動性と運動感覚は、組織化され・体験化されないと、見える身ぶり・表情に変換しない。組織化が弱いと自己と他者の区別はあいまいになり、感情に応じた距離感、場に応じた距離感を創ることは、難しくなる。人間関係の距離感は文化的な規定を強く受ける。人間関係の文化的規定（習慣、モラル）も視線触発に基づく感情の組織化を基盤として形成されている。くわえて自閉症児は単に文化的な規定になじみにくいだけでなく、日常生活を、他の社会の構成員みんなと過ごしていないので、家族、親友、普通の友人、恋人、単なる友人といった人間関係の質的な差異化が弱い。親しさという情動性の組織化は、自他の身体間の距離を決定する。つまり、定型発達の場合、自ずと生じるさまざまな対人関係の様態の差異が、自閉症児では弱い。状況や関係に応じた適切な自他の距離感の創設もまた図式化の一側面である。

この段階では、人の顔を覚えにくいことがある。

> 私は、帰り道で意地悪をする少年たちが誰なのか、知らなかった。私には顔が見分けられなかった。みんな空っぽの男の子の顔で、混じり合うばかりだった。（中略）いじめっ子の顔がわからないのは、自分が人の顔を覚えられないせいだなんて知らなかった。
>
> （『ずっと「普通」になりたかった。』花風社、二〇〇〇年、一〇七頁）

顔の個性は、形の個別性ではなく、情動性や運動感覚という見えないものが、身ぶり・表情という見えるものに変換するとき、生まれる。事物の個別性は形態と位置によって異なるが、人間の個別性は、表情や身ぶりによって決まる。すなわち、視線触発との関係において生まれるのである。

自閉症児は視線の触発を核とした表情全体の組織化ではなく、パーツごとに顔を知覚している。たとえば、ある少年は、似顔絵を描く際に、定型発達の描画のように輪郭と目から描かずに、髪、めがね、耳、鼻、口と上からスキャンするように描いていく。輪郭もパーツのスキャンと合わせて少しずつ描いていく。またある少年は、父親の全身像を描く際に、立像であるのに横向きに描き、しかも足から描き始めた。このような事例は、彼らが身体像をどのように見ているか、ということをよく示している。顔は特権的な意味をもっていないし、場合によっては身体の方向性も感じられていないのである。（『自閉症の現象学』勁草書房、二〇〇八年）

クレーン現象とは何か。クレーン現象の主体は誰か。目が合わない一歳から二歳の自閉症児は欲しいものがあるときに、指さしをせずに、他の人の手をつかんでとろうとする。さらには自分の手が届くところ、たとえば絵本の図柄を指さすためにも人の手を使うような場面にしばしば遭遇する。これがクレーン現象である。

話ことばが獲得されていない自閉症児は、固有感覚・自我がまだ形成されていない。したがって、身体運動感覚が未熟で、四肢をうまく使うことができない。また視線触発が成立していないので、自己身体・他者身体が統合されておらず、自他の区別ができていない。したがって、クレーン現象のようなことが起こるのである。

「ママ」という単語を、自分の母親だけでなく、周りの大人の女性や、あるいは父親に使う自閉症児がいる。この場合、ママというのは「大人の女性」あるいは「世話をしてくれる人」という意味の一般名詞で使われている。

定型発達の場合は、母子関係という視線触発において働く愛着という情動性を、他には還元できない特異な現象として感じ取っていて、その上にママという語を成り立たせているということを意味している。「ママ」という人格は、愛着という取り替えのきかない唯一の対人関係の構造と情動に支えられる言語的分節である（参考文献四）。

人称代名詞の使用は、理屈で学習して使おうとすると、大変難しい。話ことばを覚えてきて、すなわち、視線触発が成立し自己と他者の身体が統合し自他の区別ができて初めて、一人称、二人称、私とあなた、そして読み書きことばを覚える段階で三人称、彼と彼女と彼らの概念がわかるようになるのである。

メタ認知障害（参考文献二）

五章で紹介する藤家寛子は、普通の話ことばを獲得できなかったので、一人称の自分というものを築けなかったのである。しかし、感覚過敏だから、台風が来るのが皆より先にわかり、救急車が近づいてくるのも隣の犬と同じタイミングでわかるのである。人の感じないものまで感じると、世界は上から覗き込んでいる巨人によって動かされており、皆は巨人の存在を知らないけれども、彼女は、巨人のメッセージを読みとるのが自分の役目であると思うようになる。感覚過敏のある彼女にとって、過敏のない一般の人は鈍く見えただろうし、何も気づいていないように見えただろう。

世界は決まったシナリオどおりに動くと思っていたようだ。この先、何が起こるかわからないのが不安だから、シナリオのある世界観をもつ方が楽であると考えたようだ。

彼女は、自分で自分の意思を決めるのではなく、巨人から送られてくるメッセージの解読に忙しかったのである。自分はシナリオを読む役目だし、他人は自分の人生に登場するエキストラだと思っていた。何かが起こると、その意味を読みとるのに必死だった。道端のトラックの明かりが急に点灯したことから、遠くで起きた大地震まで巨人からの自分へのメッセージだと思っていた。

そして、シナリオ読み取り係の責任を背負い込むようになる。世間との接触がないうちは、「シナリオのある世界」の中で、淡々と生きていた。自分では自分の中の何が自閉的かわからなかった。何かを必死に読み取ろうとしていた。それが自分の役目だと思っていた。

それが、本を出版し講演会で話したりしながら自分の世界観をさらけ出すことにした。いろんな人からいろいろな話を聞いて、自分にとって当たり前の世の中の見え方が当たり前でないことに気づいた。

彼女には、自分の認知や行動を客観視する能力、メタ認知の障害があり、世界観が大きくずれている。そのような認知の問題があったために、他者には異なる意思・意志があり、それぞれが自分の意思・意志で動いているということがわからなかった。したがって、自分で自分の人生を創れない。そして他人とも当然うまくいかない。普通、自分の意思で道を決めようとする、その自分の意思がときには他の人の意思とぶつかることも理解できれば、一致して協力できることもあるとわかる。

彼女は、「引きこもりの人はどのような世界観をもっていると思いますか」と聞かれて、彼らは独特の世界観に包囲されているので、自分が活動するとその世界観も揺らぐので、結果が怖くて動けない、何もしないことで身を守っているのではないかと答えている。将来何が起こるかわからないのが不安だから、シナリオのある世界で生きていると考えるのが楽であると考えているのである。

彼女は、二五年間、人生は自分の意思で決めるものではなく、決まったシナリオ通りに動くものと思っていたという。しかし、シナリオなどなく、人生は自分で創っていかなければならないことに気づくのである。

話ことばを覚えていくにつれて、範疇的汎化・論理的汎化という機能をもった言語機能、すなわち、こころが創られていく。しかし、このことを自閉症専門家も理解できていないので、藤家の「シナリオのある世界」で人生を生きているという奇怪なこころのもちようを、先天的な脳の機能異常と考えざるを得ないのだ。

親のハグの欠如の代替感覚が狭い空間を好むようになる

抱っこする母親は、子どもの身体のバランスがどういう状態にあり、子どもが快適なのか不快なのかを自然と感じとる。つまり母親は単に物理的安定感を与えているだけでなく、子どもとの共感共鳴の関係において、子どもの体（運動感覚や情動性と、その強度やリズム）を感じとり、シンクロしながら支える。こうして、感情表現と非言語的コミュニケーションの基盤が形成される。

子どもが抱かれようとしないとき、母親は物を持っているように感じることになる。このとき何が起こっているのだろうか。子どもは抱っこしてほしいと望んでいると母親は思う。それがそのようにいかないと、母親の働きかけは頓挫する。抱っこという共感共鳴の世界で、お互いの運動感覚・身体感覚が調和して、すなわち同期して親子のシステムをつくれないという、この抱っこの失敗は、親子の同期の欠如に起因するといえる。

母親が子どもの状態を感じとるためには、子どもが母親に抱かれうる必要がある。これが欠損した場合、母親は子どもが何を「考えている」のかわからなくなる。子どもの身体状態や感情を感じとれなくなる。それゆえ、重い自閉症児を前にすると、目の前にいるにもかかわらず、あるいはたとえその子が私によじ登ってきたとしても、お互いが別の世界に住んでいるような印象を受ける。

こんなことがどうして起こるのか。

Ⅰ章の「話ことばと固有感覚」で述べたように、話ことば獲得障害が起こっていると、子どもの身体感覚、運動感覚は正常とはいえないので、抱っこされるとき、子どもは体を硬くするのである。

定型発達の場合、子どもは母親の抱っこやケアの安定を自分の安定そのものとして生きている。抱っこが自分自身の構造なのである。自閉症の場合は、親子の運動感覚の調和と共調が起きない。感覚過敏をもつ子どもにとっては、親の物理的な接触は、単なる不安定な触覚的刺激として受け取られる。共感共鳴の関係にない自閉症児の場合、母親との出会いは、抱っこの安心感とはまったく別の体験を発生させる。これが母親の抱っこを拒む因となる。

抱っこを拒んだグランディンは、後にハグ・マシーンと呼ばれることになる体を締め付ける機械を作製することで、感覚過敏を抑えて情動性を安定させた。

グランディンは次のように述べている。


子どもたちは優しくあるように躾を受けなければならない。私はその機会を逸したので、今、学ばねばならない。締め付け機はわたしに母の腕に抱きしめられ、あやされているような感覚を与えてくれる。（グランディン、スカリアーノ『我、自閉症に生まれて』カニングハム久子訳、学習研究社、一九九四年、邦訳一三九頁）

その効果は刺激的でありながら、同時にリラックス感をもたらした。だが、自閉症者である私にとって最も重要なことは、情愛の過剰表現のなかにのみ込まれるような感じではなくて、私自身がコントロールする立場にあり、締めつけのほどよさをアン伯母に指示できたことである。牛樋（締め付け機）は私を神経発作から解放してくれた。（同一二二―一二三頁）

この機械の本質は、自分でコントロールできるということである。抱っこは他者から到来する予測不可能な感覚刺激であるが、ハグ・マシーンの刺激は予測できるし、心地良い程度に調整できる。

また、衣服がヤドカリの殻のように、安心感を与えてくれるのである。

わたしのダッフルコートは今や、まるでヤドカリの殻のように、わたしの大事な携帯用家屋となっていた。（中略）ダッフルコートは一度も洗濯したことがなかったし、その薄汚れたコートを、わたしは決して離そうとはしなかった。（中略）相変わらずどこへ行くにもダッフルコートを離さなかった。そうしてそれは、その後、八年間も続いた。（『自閉症だったわたしへ』ドナ・ウィリアムズ、一九九三年、一〇六―一〇七頁）

このような記述が多くの自閉症者の手記にほぼ共通してみられる。自閉症者はいわゆる常同行動のほかに、ヤドカリタイプと言われるように、狭い場所にはまり込むことへの嗜好がある。この嗜好は、母親に抱かれることへの代替物であり、多くの自閉症児の特徴として、母親に抱かれようとしない、母親が抱っこしても物を持ち上げているように感じるという事実を意味する。実際の母親に抱かれることができずに、その代替物である人口の締め付け機、あるいはヤドカリの殻のような衣服で、安心感を得るということにつながる。

常識の欠如（参考文献二）

五章で紹介する藤家の場合、

・他の人であれば、自分のせいじゃないとすぐわかることが自分のせいだと思ってしまう。盗み聞きにしたって、たまたま聞こえてしまうのだが、ほとんどの人は「聞こえるように話すあの人たちが悪い」と思う。彼女の場合は、「聞いてしまった自分が悪い」と思う。

・蔭口とか人のうわさ話はしてはいけないと習う。好きなビールの銘柄は聞くのではなく、一目で見抜かないと駄目と思っていたという。変なルールを自分でつくって一人で腹黒がっている。

・目の前の現象がなぜ起こっているのか理由がつかめないとき、他人のせいにしてしまう人と自分のせいにしてしまう人がいる。どちらかに極端に分かれる傾向にあるが藤家の場合は、自分のせいにするのである。

・範疇的汎化機能不全のための偏食

藤家は、子どもの頃なぜ偏食していたのかというと、見たこともないような盛り合わせや色を見ると、本当に食べられるものかどうか怖いので食べられなかったようだ。食べ物の味がまずいというのではなく、見た目が怖いということが、偏食の原因であったらしい。

似たものどうしを同じグループとしてみようとする範疇的汎化という働きは、ことばの機能である。話ことばを自然と獲得していないと、この範疇的汎化という機能が身についていないので、「前に食べたものと同じ」と認識するのはそれほど簡単なことではないようである（参考文献二、五二―五三頁）。

◆◆コラム◆◆「口承文化におけることばとからだの結びつき」を歴史的にみる

人は、現在だれもが話し、聞き、そしてだれもが読み書きする。この三つの能力のなかで、人間の意識を決定的に変えたのは、読み書きことば、すなわち識字である。ひとたび識字の世界に入ると決して後戻りできない一方通行の世界である。しかし、話ことば、すなわち口承の世界を経ずに識字の世界に入ってしまうと、どうなるだろうか。(バリー・サンダース、前出)

読み書きは視覚に強制的に注意を向けさせることによって、目に特権を与えている。意味に到達するためには、絶えず目を走らせなければならない。目は常に、経験を求めて飢えていて、視線に入るすべてのものをとらえる。目が現実を解読するためには、目に入ったすべてのものを即座にばらばらの部分へと分け、それらを支配しなければならない。目は空間関係を分析し、その情報を処理するため脳に送る。光と影のほんのちょっとした変化も、最も基本的な問題を投げかける。この形は、へこみなのか、でっぱりなのか。この縁は、手前にあるのか、向こう側にあるのか。目は、このようにして現実を、「取り扱う」。「あなたの言わんとしていることが見える(わかる)」という人は、建築家の仕方で理解していることを示唆している。すなわち、観念の世界を空間関係の複雑な迷路におきかえて理解しているということを示している。そこでは、ある概念は他の概念よりも高かったり低かったりする。あるものは前景にたち、あるものは背景にたつ。知覚は理解を形づくり、逆に理解は知覚を形づくる。しかし、目には他のすべての器官と同様、限界がある。

古代人は、耳の「見る」能力を理解していた。あまりうまく聞くことができない人は、はっきりと話すことができない。この関係は、非常に緊密なものであるため、聞くことと話すことは、二つの分離した機能というより、狩猟—採集のようにハイフンでつながった一語として扱えるような、単一の活動といった方がより正確かもしれない。ダイアン・アッカーマンは、その著書『諸感覚の博物史』のなかで、面白い語源を明らかにしながらこの双子の関係を確証している。

アラビア語では、「不合理な馬鹿げたことば（absurdity）」は聞くことができないことばである。「absurdity」という単語の核である「surd」は、数学的に不可能なことである。それは、「聾唖」を意味するラテン語のsurdusからきていて、それはさらにギリシャ語alogosの翻訳である。alogosというのは、「口がきけない、理にかなっていない」という意味である。

劇場や音楽ホールや講演会場で聴衆として坐っていると、共同体を経験する。その部屋の誰もが、同じ音を実質的に同じときに聞く。集団的な反応が起こされやすく、直接的で騒々しい。その空間は、シーッ、ブーッなどの非難の声や、歓声や賞賛に満ちている。

読むことは、もっとずっと個別的な個人的経験である――想像の世界に対峙している一人の人間が、沈黙のなかでテキストに反応する。読み手は、現実から離れて空想のなかを漂うという贅沢を楽しむことができる。そして、ストーリーの一片たりとも見失うことなく、好きなときにテキストにもどることができる。

劇場の聴衆のなかに身をおくことと、本のなかに身をおくことは、もちろん二つの異なった種類の空間を指しており、したがって二つの全く異なった行動を要求する。読み手は、人里離れた隠れ家や閉め切ったドアの後ろで人知れず読むことによって、読むという活動を秘密にしておくことさえできる。

口承文化は、コミュニティ活動、グループ活動と実質的に同義である。その理由のひとつは、全面的にことばに頼る話したり聞いたりの活動は、人間同士の相互作用を要求するということにある。口承文化では、生存そのもの――どこで獲物の動物や、水や、他の友好的な部族がみつかるか――が、ことばや身ぶりにかかわっている。コミュニティの生存のためには、耳をそばだて、よく聞かなければならない。社会的距離が、こうした環境においては決定的に重要な役割を果たす。かしらの十分近くにおれば、一語一語すべてを聞くことができる。しかし、遠くに下がり過ぎれば、表情さえ見分けることができないだろう。口承文化ではうそは存在しないから、メッセージは、言うなら、公然と語られる傾向がある――すべての人に聞こえるのに十分な大きな声で語られる。議論は遠く離れても聞こえる。笑い声や泣き声もまた、大きく離れていても伝わる。口承文化における共同体は、秘密をかくまうことはほとんどできない。何をかくそうというのか。何をかくす必要があるのか。秘密を保ち続けるのならば、目に見えるところ、声の届くところから外に出なければならない。だが目を耳を避ける方法はない。

本当の会話は、面と向かった接触の親密さの上に成り立つ。身ぶり手ぶりが、単語と文を強調する。社会的な交わりのあいだ、体全体が動員される。ラテン語の自動詞sentire（感じる）は、文（sentence）と感覚（sentience）をともに生み出している。

Ⅱ章　サルトルが遺したフローベールの評伝

目が合ったり、声をかけられたりすると、他者を意識する。この経験が視線触発である。視線や呼びかけは、固有の仕方で、私たちを触発する。

「いかなる瞬間にも、他者は、私にまなざしを向けている」（参考文献六）。視線触発の発見者は、サルトルであり、対人関係の基点を視線触発においているのである。

サルトルは、なぜフローベールのあのような大部の評伝を残したのか

サルトルの知の対象は、哲学、世界や歴史的事象にとどまらず、幼い日から全存在を賭けて求め続けてきた文学、そして、後半生において、サルトルの文学の代替となったのが、他者への知力と想像力の行使である人間学を極める「評伝」であった。
『シチュアシオンⅨ』(人文書院、一九七四年)に収録された「サルトル、サルトルを語る」のなかで、『家の馬鹿息子』すなわちフローベール論を書き進めていた一九七〇年頃、インタビュアーからの質問にサルトルは次のように語っている。

――ではあなたはどうして小説を書くのをやめたのですか。
サルトル――わたしはもはや小説を書く欲求をおぼえなかった。作家とはつねに、程度の差こそあれ想像界をえらんだ人間です。彼にはどうしても若干のフィクションが必要です。わたしの場合、わたしはそれをフローベールについての仕事のなかに見出しています。それでそれを小説だと見なしてもらってもよいのです。わたしは人びとが、これはほんものの小説だ、と言うことさえ希っています。(『サルトル、サルトルを語る』平井啓之訳、九七頁)

過去の偉大な作家が残した手記や作品などを調べ上げ、彼らを自身の手によって巧みに再構築することができれば、そのような作家たちを、奇跡のように蘇らせることができるのではないか、サルトルはそう考えた。

評伝とはまさに他者の探究であり、人間を理解することである。

評伝のなかでも、サルトルが異常な情熱を燃やして書き上げたのが、『家の馬鹿息子』（人文書院、一九八二年～）Ⅰ、Ⅱ、Ⅲで、それぞれ邦訳で七四六頁、五七八頁、七七八頁となる大部の著作である。

ギュスターヴ・フローベールは、一九世紀半ば以降のフランス文学界を支配した写実主義の創始者として名高い。一語を探すのに数時間を費やしたといい、登場人物が、その瞬間何を考えているのか、またその場面をいかに的確に表現すべきか、「唯一の正しい語」を求めて苦吟する姿は、文章彫琢の権化として、日本の近代文学にも大きな影響を与えたという。執筆にあたっては詳細に情報を集め、また作者の姿を作品に感じさせないようにするなど、小説作法の面でも配慮を凝らしたことで知られる（参考文献七）。

この近代文学の巨人、フローベールと、少年サルトルとの出会いはサルトル七歳ごろのことであり、サルトルの自伝『言葉』（人文書院、二〇〇六年）で、私は、「ボヴァリー夫人」の終わりのページを二〇回も読みかえした、ついにはその数節全体を空で覚えてしまったと伝えられている（参考文献七）。

サルトルが、このような大部のフローベールの評伝を執筆しようとした動機は何であったか。

死後に膨大な書簡が残されていたこと、周囲の証言が多く存在しており研究に有利であったこと、フローベールが文学上の重要人物だったこと、さらには現実界と想像界の関係を研究するのに適切な例であったことなどが挙げられる（参考文献七）。

しかし何よりも、字も覚えられないような「知恵おくれ」の子どもとして、人生を出発し、ついに実人生では情けないままに終わった男が、なぜ文学史上に燦然と輝く傑作「ボヴァリー夫人」を書き得たのかを解明したいという強い欲求が、サルトルを動かしたのである。フローベールが父の無理解、母の冷淡、兄の軽蔑という家族の「包囲網」からいかに脱出したのか、そして史上稀な文学者になり得たのかという秘密の解明を企てたものといえる。

パリの北西一〇〇キロ余り、地方の中心都市ルーアンの市立病院外科部長の次男としてフローベールは生まれた。この世界文学史に残る未来の大作家は、幼少期は文字を覚えられなかった。子音と母音とで一つの音節ができあがり、いくつかの音節がまとまって一つの語を造るという基本的な関係が理解できなかったようだ。二歳半年下の妹がすぐ覚えてしまったのに、兄はヘドモドするだけだった。おまけに大人にかつがれてもキョトンとしているのみ。しかも「指を口にくわえたまま、放心して、まるで馬鹿みたいに、ながい間じっとしていた」となれば、呑み込みの早い賢兄を見てきた家族からは、確かに「知恵遅れ」と思われても仕方なかったであろう。

次男の知恵遅れに最初に気づいたのは母親であるが、その原因を作ったのも母親であること、女の子がほしかった母親は、望まれて生まれてきたのではないこの次男を注意深くはあるが冷やかに扱い、その結果、幼児は自分が他者の関心を得られる存在であるとは思えなくなり、コミュニケーションに興味を失い、「受動性」を身につけてしまったのだとサルトルは推察する。

この母からの冷たさに加え、のちに教育役を引き継いだ封建的な父から、決定的に「お前はうちのバカ息子」という烙印を押され、一家の希望の星である九歳上の長兄からも秘かな軽侮を受け、ギュスターヴは深い傷を負って幼少期を送ることになったと、サルトルは分析する。

フローベール家の三者からの圧迫のもと、落ちこぼれの弟息子は、現実世界での逆転を計ることはあきらめるほかなかった。しかし一方、家族のなかでただ一人、ギュスターヴを圧迫しない妹とのお芝居ごっこを通じ、非現実の世界への道が彼の前に開けてくる。幼い者同士の即興の芝居から、自作の台本による劇へ、そしてさらに文学への方向転換が始まる。

しかし、一家の長である市立病院外科部長の父からのプレッシャーは変わらなかった。大学入学資格を得たギュスターヴは、サルトルによればこの父によって、パリへ出て法律を学ぶように決められており、彼には嫌悪すべき凡庸な未来が待ち受けていた。ギュスターヴは、好きになれない法律を歯を食いしばって学ぶ。どれほど嫌でたまらない学生生活であっても、彼の人格の中心が受動性である以上、神の如き父に逆らうことはできない。そしてついに破局の時がくる。

一八四四年一月のある晩、兄アシルとギュスターヴは、別荘を探しに出掛けたドーレヴィルから戻るところだった。闇夜で、ギュスターヴが一頭立て二輪馬車の手綱を操っていた。ボン・レヴェックの近くまで来て、馬車の右手に荷車を引く男が現れた時、突然ギュスターヴは手綱を放し、兄の足元に雷にでも撃たれたかのように倒れた。死んだように動かないさまを見て、兄は弟が死んだか、死にかけていると考えた。遠くに一軒の家の光が見えた。兄はそこへ弟を運び、応急処置を施した。ギュスターヴは何分間か体を強張らせたままだったが、その間彼にはずっと意識があった。目を開けた時、彼が痙攣を起こさなかったのかどうか、その辺はよくわからない。いずれにせよ、兄はその夜の間に弟をルーアンに連れて帰った。（参考文献七、渡部佳延より引用）

ギュスターヴ・フローベールの運命を変えた、有名な「ボン・レヴェックの転落」である。フローベールが突然失神した原因については、癲癇説が当時も現在も有力である。しかしサルトルはそうは考えない。心身論的に、ぎりぎりまで追いつめられたフローベールによる、半ば無意識のうちの起死回生策こそが、失神であったというのである。

サルトルによれば、文学という脱出口を父によって完全に塞がれていた彼が、狂気や死にまで追いつめられていたこと、ある種の癲癇の形態はヒステリーに原因をもつと認められていること、そしてまた、この失神のあとの父による赦免が、彼を全面的に解放したことなどを挙げ、この説を根拠づけている。

この失神はフローベールの「負けるが勝ち戦略」だったのだ。彼はこの発作をその後も繰り返し、医学の力でこれを治すことのできなかった父は、次男の将来をあきらめ、ルーアン近郊のクロワッセに別荘を手に入れて、彼に家族とともにここに住むようにさせる。結果としてフローベールは、嫌な法律専門家の道を捨て、二三歳にして与えられた別荘で、稼ぐ必要のない若き隠居生活を始め、生涯ここを離れることはない。

サルトルは、抽象表現あるいはメタファー（隠喩）の達人であるだけに、訳者の文章表現が適切かどうかの問題もあり、引用するサルトルの文章表現には理解しにくい点が多々あるかと思う。したがって、サルトルの文章表現は飛ばして、著者のコメントだけを追っていただいてもよいかと思う。そうすると、前著のことばの概念、こころとことばの関係、ことば獲得の概念を、もう一度辿ることになるのではないかと思う。ということは、サルトルのことば、こころ、ことば獲得などの概念は、著者と同じだということになると考える。

乳幼児期におけることばとのまずい関係

フローベールの乳幼児期の証言を集めようとすると、言い合わせたような沈黙に行き当たってしまう。それはまず誰一人として子どもたちとその母親とを観察する気など起こさなかったからであり、ついで知恵おくれの子どもは両親にとって名誉なことではなかったからである。こうして彼の人生への出発点はかくされたままになっている。いわば家庭の秘密なのだ（『家の馬鹿息子Ⅰ』五五頁）。

この未来の作家が、ことばの習得という本源的な試練が問題となったとき、つまずいたことは周知の事実である。彼が初めから話すのに困難を覚えたのかどうかは定かではないが、たしかなことは、もう一つの言語的な試練、入門式であり通過の儀式でもある読み書きにおいて不得手であったということである。一人の証人が、少年は文字を知るのが大変おそく、そのため近親者たちは彼を知恵おくれの子どもだと思ったことを伝えている。カロリーヌ・コマンヴィル（ギュスターヴ・フローベールの姪）が、次のような話を伝えている。

私の祖母は長男に読むことを教えた。次男にも同様に教えたいと思い、仕事に取りかかった。ギュスターヴの側にいた妹のカロリーヌはすぐに覚えたが、彼の方はうまくいかず、自分に何も語ってくれないそれらの記号を理解しようとずいぶん努力した挙句に、大粒の涙をこぼして泣き出した。けれども彼は熱烈に知りたがり、その頭脳は活動していたのだ……（しばらく後ではミニョ爺さんが彼のために読んでやることになる）。

読み方を覚えるのが難しいため一騒動もち上がったとき、ギュスターヴが、どうしてもそう思えると言ってもち出したその最後の言い分は、「ミニョ爺ちゃまが読んでくれるのに、どうして覚えなくてはいけないの？」というものであった。

けれども学齢に達して、どうしても読み方を知ることが必要になったとき、ギュスターヴは俄然身を打ちこんで、数ヵ月かかって、同年配の子供たちに追いついた。（同九頁）

こうしたことばとのまずい関係が彼の生涯を決定したことを、窺い知ることができる。子どもと両親とのあいだに相争う関係があったこと。この一悶着はおそらくすぐに生じたものではなく、忍耐の時間があり、ついで悩みの、そして最後には非難の時間があった。フローベール家では、ある種の不安が生じた。この不安は日を追って高まり、ながい間消えることなく、悪化していった。そして、子どもは暴力をこうむったことが覗いしれる。(注二)

コマンヴィル夫人はギュスターヴとカロリーヌとが一緒に読み方を学んだと伝えている。アシル・クレオファス（ギュスターヴたちの父親）の三人の子どもたちは、それぞれ相ついで、次男は長男が読み方を覚えた九年後に、三番目の子どもであり話者の母親である末娘カロリーヌは、次男が学びはじめた四年後（あるいは二年半後か定かではない）に遊びながら字を覚えた。長男アシルは神童であり、この二人のあいだに挟まれて、兄にも妹にも見劣りのするギュスターヴは小さくなっていた。コマンヴィル夫人はまるで、未来の作家の無能さが他の二人の優秀さによって埋合せをされていたのだと世間の人々に思いこませるために、必ずしも必要ではなかった比較をあえてもち出したかのようである。

ギュスターヴが精神薄弱みたいであったために家族内の緊張の中心にあり、その緊張は彼が同年輩の子どもたちに追いつくまでは増大して止まなかったようである（同一〇―一一頁）。

ギュスターブの受動的素質は、彼をながい間語りかけられる魂《こころ》の段階に引きとめておく。さまざまな意味が味や匂いのように彼に到来し、彼はそれを理解するが——全面的に、というわけではない。なぜなら彼にはそれを自分の負担において引き受けられないからである。いずれにせよ、彼がつかむのは他人によって与えられている。われわれの確信がそれにもとづいている確信的明証である。知解というあの行為を完遂することができないので、彼はそのため信憑へと追いこまれてしまう。他人たちの話すことばは彼のなかで確立されるが、しかし彼によってではない。これこそ彼の信じやすさと呼ばれるものである。じじつ彼はすべてを信じるが、それは何ものをも信じないということであり、ただ信じるというだけのことである。この信じやすさは彼が後になって彼がその〈何一つ信じないこと〉と混ざり合う。彼は、しかし、いろいろな語句を口にするし、さまざまな語をくり返しもすれば、それらを花束のように配合もする。そこにみられる漠然とした意味に動かされもする。誰かが彼に初等読本を与えることを思いつかぬかぎり、誰ひとり、彼が語っているのではなく語られているのだということに気づかない。しかし、読み方を学ばねばならなくなるその瞬間から、肯定し、否定し、伝達せねばならない。（中略）今や彼に命じられるのは、行動することだ。ところで行為とは、自主権である。これは、行為は自己のうちに服従の暗黙の否定をそなえている、という意味である。（同四八頁）

前著で紹介した、シャロット・ムーアとジョージの場合と同じである。ジョージは母親に本を読んでもらい、ほとんどその文を諳《そら》んじていた。ギュスターヴの場合も、ミニョ爺さんが彼に読書をさせ、少年はまとまりはないがすでにもう文学的な一種の教養をつけはじめていた。小説類が彼の想像力をきたえ、それに新しい図式を供給し、彼は象徴の使用を学んだ。一人の子どもがはやい時期に、ドン・キホーテの中に自分を体現させるとすれば、彼はそれとみずから知らずに、すべての体現の一般原理を、自分自身の内部に設定することになる。彼は他人の生活のなかに自分を見出すことを知り、自分の生活を他人の生活のように生きることを知る。

不幸なことに、こうした一切のことは何一つとして外からは見えなかった。得られたもの、つまり新しい透明さ、こころに開けた明るみ、反映は彼の混迷の係数を倍加するようなものであった。いずれにせよその係数は減りはしなかった。フローベール夫人はギュスターヴの受けている訓練については何にもわからなかった。

われわれはコマンヴィル夫人が面白おかしく語る物語のなかに、母親フローベール夫人のおどろきを見とどける。

子供はしずかで考えこむ性質で、また一生その名残りをとどめた馬鹿正直さをそなえていた。私の祖母は、彼が指を口にくわえたまま、放心して、まるで馬鹿みたいに、ながい間じっとしていたと語ってくれた。六歳のとき、ピエールと呼ばれた年寄りの下男が子供の無邪気さを面白がって、子供がむずかったとき言った、「行って見ておいで……台所にわしがいるかどうか」。すると子供は早速行って料理女にたずねた。「ピエールがぼくにあの人がここにいるかどうか見ておいでと言ったよ」。彼はピエールが彼を担ごうとしたことが分からず、笑っているみんなの前で、秘密がひそむことを漠然と感じながら、ぼんやりつっ立っていた。(同一三頁)

前著で述べたように、話ことばの世界では、実際の現実世界で経験したことがすべてである。経験に代わり得る重大なものはなにも存在しない。ある対象のもつ意味を子どもと母親が分かち合う関係が生じるためには、関心・興味が共有できなければならない。関心・興味が共有できて始めて、母親の声がけに対して子どもの模倣が生じことばが芽生えていく。ある対象に対して、子どもと母親が注意をひとつにし、その面白い、共に共感したことに興味を分かち合い、それに対して母親が声がけすると子どもも真似をして発語する。これが話ことばの真髄である合意的コミュニケーション相互作用、すなわち親子の同期であり情動的コミュニケーションである。

この情動的コミュニケーションの成立には、「甘える・甘えられる」関係と、それによって育まれていく母子の基本的信頼感が不可欠である。社会の価値観を抜きに自分を受け入れてくれる基地化ともいうべき親の存在は、話ことばの一人称の意識状態の誕生には必要不可決である。一人称の意識状態の確立である。

ギュスターヴは、話ことばを、親子との共感・共鳴の関係に基づく模倣によって獲得しなかったので、ことばの合意的コミュニケーション相互作用が身についていなかったのである。

話ことばと読み書きことば

話ことばを、親子の共感・共鳴の関係に基づく模倣によって獲得してこなかったギュスターヴは、話ことばの範疇的・論理的汎化機能を身につけていない。したがって、一人称の自我の構築ができなかったので、読み書きことばを習得して、一人称と三人称の統合を学んでいくプロセスにいたらなかったのである。

カロリーヌ・フローベール夫人はギュスターヴに文字を教えようとつとめる。骨折り損となる。とすぐに、生みの母親の命をあやめたこの女は防御の姿勢を取る。自分に向けられる非難一切をあらかじめ斥ける。それはカロリーヌ・コマンヴィルの文章から見てとれよう。この文章はフローベール夫人の抗議のこだまのように響いてくる。「わたしのせいじゃないね。アシルの場合にはちゃんと成功したんだから」。もう少し後になると彼女は――孫娘に向って――こう付け加える。「お前のお母さんの場合にもね」。彼女でなければ――、では息子のせいだ。障害は子どもの側からしか生じえないことになる。

この障害は存在する。われわれはいまではその理由を知っている。ギュスターヴが初級読本の前に坐らせられるとき、まるで、まったく相異なる二つの物を示されながらこの二つは同じものだと言われているようにすべてが運ぶのだ。それは子どもたちすべてに起こることだ。と言われるかもしれない。たしかに。しかし、読むことと書くこととの開きはいかに大きくても、普通は回復しえないものではない。それは、話ことばとは多くの場合、すでに活動だからである。(『家の馬鹿息子I』、三九〇頁)

話ことばの原点とは、親子の合意的コミュニケーション相互作用、共感共鳴の世界によって生じてくる活動である。

多くの場合そうだが、ギュスターヴの場合は違う。われわれはすでに、彼が語りかけられていることを知っている。ことばは大人たちからやってきて、耳から彼の内に入り、生体験の惰性的な流れとは同じものさしで測りえないある種の対象として彼を名指すのだ。もちろん、彼が語りかけられうるのは彼が語りかけるかぎりにおいて、彼が自分に語りかけるかぎりにおいてでしかない。なんといってもことばの習得はプラクシスであるには違いないのだ。ただこの子どもは内面化された受動性のために、このプラクシスをそれと認めることのできる、道具を与えられてはいないのである。同じ理由から、活動性はぎりぎりのところまでは決して推し進められない。受けとめられ、解読され、記憶に記録されながら、ことばは他人のパロールとしてとどまり、意味は音から、すなわち意味を吐き出した音声から区別されないのだ。このレヴェルでは、話ことばはギュスターヴにとっては混合知覚として存在する。それは彼の内部における一つの存在様態で、彼を対象としながらも彼に関係せず、ここでは意味と物質が区分されないのだ。話ことばは語をとおしてよりも文全体をとおして姿を現す。というかむしろ、この最初の段階において文は語であり語は文なのだ。（同三九一頁）

話ことばというものは、親子の共感・共鳴の関係に基づく合意的コミュニケーション相互作用により親の発語を模倣することにより、獲得していくものである。サルトルのいう混合知覚とは、ギュスターヴの親との視線触発未熟のため、音声と意味を分けることができず、自他分離がうまくできていないことを示している。

書きことばは話ことばとは根本的に違った対象として彼に現れる。自分に付き纏いながらも自分のものとはならない音の塊［話ことば］に住まわれかつ魅惑されているこの子どもに、人々は一つの用具［書きことば］を差し出すが、子どもは系統的な分解とこれに続く規則だった再構成をしたあとでしか、これを獲得することはない。言い換えれば、彼は真の活動性によって自分で使える道具を作り出すように促されるのであり、この活動性の第一のモメントは当然分析である。分析というのはどんな子どもにとっても、最大の障害である。

だが、フローベールにとってはとりわけそうである。というのも、彼は意味と音声とを決して区別しなかったというまさにその理由で、〈ことば〉を文字に、すなわち、意味せざる要素に分解することを目的とする活動には嫌悪を覚えるからだ。言語は彼の疎外「他者化」の本質的な形態である。この疎外のために彼には、言語の《慣用的な》性格が捉えられない。話ことばは彼の内部の〈母親〉であり、かつ〈父親〉であり、両者はともに全能である。彼がパロールを用いるとしても、それは未消化の食物の吐出のように感じられる。一言で言えば、音の塊は〈他者〉であるがゆえに分割できない。それは互いに比較しえない諸個人の投影として与えられるがゆえに普遍性を――潜在的な普遍性さえも――持たない。それは常に現在的で命令的であるがゆえに、「解釈において」無限の可能性では一向にない。（同三九一頁）

「話ことばは彼の内部の〈母親〉であり……全能である」は、「話ことばはギュスターヴにとっては混合知覚として存在する」という表現の言い換えと考えてよいだろう。

ひょっとすると「母」や「父」に精神分析的な意味を含めているかもしれないが、ここで言われていることは、最低限次のようなことだと思われる。

例えば、母親が「夜ごはんよ」と呼びかけたとする。それはギュスターヴにとって、その音声を発する母親の姿と、この呼びかけの後、夜ごはんを食べることになるという記憶が習慣的に結びついているだけで、ことばの記号的意味が働いているわけではない。ひょっとすると、場所、日時が変われば、「夜ごはんよ」という発言はギュスターヴを激しく混乱させるかもしれない。

すなわち、彼のなかの話ことばは、母親と父親が話した記憶と切り離して考えることができず、ことばが独立して意味をもつことなど考えられないということである。母と父あるいはそれに等しい他人の記憶が、いかに彼のことばの運用を支え、強く規定しているかを「全能である」と表現しているのである。

ギュスターヴと母親、父親とのことばの関係は、合意的コミュニケーション相互作用によって築かれてきたものではないのである。


初級読本と共に彼に提供されるのはまったく別の言語で、内容と形式——意味と非意味——が厳密に区別されている。その上これは非人称の可能事の総体であり、万人のものではあるけれども特別の主人というものは誰一人指し示してはいない。それは普遍性と相互性の場なのだ。要するにこれは、普段彼に与えられるものの反対物、家や子どもと同じく家長に属している〈フローベール家的言語〉、特殊な主権が支配する音声界を表象する〈フローベール家的言語〉の反対物である。それは父親によって家族の各メンバーに貸し与えられた機能の反対物、臣従の動きの反対物である。子どもはこの点について何一つ理解することができない。（同三九一―三九二頁）

読み書きことばは、一人称と三人称が統合されたものとしてのことばであるから、普遍性と相互性をもったことばなのだ。普段、彼が使っていることばとは、正反対のものだ。

分析の観念は彼の封建的混合知覚と彼の受動性とを同じ程度混乱させ、文字の慣習的性格は秩序の反映である彼の思考を顰蹙《ひんしゅく》させるからだ。（同三九二頁）

読み書きことばをまだ獲得していないギュスターヴにとっては、思考、いわゆる抽象思考といったものはできないのだ。

読むことを覚えるには、その言語観を自己の内部でうち壊すこと、すなわち、自己と他人にたいする関係を根底から変えることが必要だろう。そして、もちろんこのことは可能である。ただ、媒介がいらないわけではない。大人の場合には、状況がそれを必要とするならば、こうした変貌が可能である。子どもはたくさんの努力を重ねて、永い間にはそこまでたどりつくであろう。けれども、ギュスターヴは話ことばを獲得できなかったので二つの言語の同一化はいつまでも不完全なままになるだろう。生涯の最後にいたるまでギュスターヴは、書きことばのうちに、(ことば)の——絶対的な言語形式すなわち話ことばを準備すべく運命づけられた(ことば)の——非本質的な様態をみることになる。この作家にとって文章表現は、話ことばを獲得していなかったので、その自律性を獲ち取ることは難しいのだ。というわけでこの発育の遅れた少年がぶつかる障害はすべて、彼が書きことばの機能を理解しないということ、また彼が音素と形態素との一致を知らないということからやってくる。(同三九二頁、一部改訳)

ギュスターヴは話ことばを正しく獲得していなかったので、自我をもった一人称の人格形成が不十分なために、一人称と三人称の統合が必要となる読み書きことばの獲得も不十分にならざるを得なかったと考えられる。サルトルがフローベールの表現や文章力についてどのように考えていたのか、第四巻で語られるはずだったが、それが叶わなかったので何とも言えないが、抽象表現、メタファーの達人であるサルトルからすれば、フローベールの文章は、「美しいフランス語の素晴らしい文章表現」とは言えず、サルトル好みとはいえないであろう。

読者は、ジャリオ(注三)が論理的な関係を把握しようとするときに覚える困難を知っており、またこの無能が彼の文盲の原因であるということを知っている。しかし、その文脈は、ギュスターヴの思考がその思考の表現からはみ出していることを示している。というのは、ジャリオは分節化（調音化）というものを、それがどこからやってくるにしても理解しないのだ。一つの語を構成する文字の結びつきはまったく慣習的なものである。ただそれにしてもこれは一つの結びつきではある。相互浸透の受動的な混合知覚という形で〈他者〉と自己とを、主体と客体とをごたまぜにするところから、ギュスターヴは分析的な活動も綜合的な再構成もできなくなってしまったのだ。（同三九二頁）

口承世界では、私を一人称としてみているだけであるが、読み書きをするにつれて、書いてあることを何回も好きなだけ読むことができ、頭の中でひっくり返し、推論し範疇化することを学んでいく。脳内で抽象思考を繰り返すことになる。

ある物を見ると、範疇化したり、一般化したり、推論したり、想像したり、定義したり、要するに観察できるようになる。識字化された意識とは、私を一人称と三人称が統合されたものとしてみることが可能になることである。

私は私自身であると同時に、私自身として観察することもできる。前者の場合は、私は「私」そのものであるが、後者の場合は私は「彼」にもなれる。私が主体と客体に分離して、主体がしばしば客体に黙って話しかけること、すなわち、主体が、普通の日常生活をしている客体を観察すること、このような意識状態を識字化された意識状態ということができる。

一人称（主体）と三人称（客体）の統合された意識状態で、自己分析と自己意識がはじめて生じてくるのである。しかし、一人称の自我が話ことば獲得によって形成されていないと、そもそも主体と客体の統合された意識状態が作られない。

二つの言語があり、人々は彼に——これは間違いなのだが——両者は同一物だと説いて聞かせる。少年にとってこれは理解しがたい主張である。音素は耳から彼の内に入り、受動的綜合(注四)のまま消えてゆく。ないしは、口から再び外に出ていくとしても彼は自分自身の発声を受け身に蒙る。人々はいま彼にこう言う。形態素は作らねばならぬ。読書と呼ばれる活動は紙の上に刻まれた記号を次々に現実化し、先立っているすべての記号を見失わずに最後の記号を出現させ、それらの記号を組織的に統合することによって音素と呼ばれ口から耳へと通り抜けていくあの出来合いの対象――人間を取り巻き、人間生活の物音となっている惰性的なうなり――の一つを構成せねばならぬ、と。話者の方が語りかけられ、読者の方が読む。そしてどちらの場合もそれが同じことばだということ、どうしてそんなことがありうるのだろう……言い換えれば、少年フローベールにとって困難は基本的なものである。彼は、自分に何が求められているかが解らないのだ。読書は子どもたちにとって最初の厳密なプラクシス、すなわち、おのれの普遍的な構造を意識した計画的なプラクシスとして現れるがゆえに。もちろん子どもたちは型どおりに歩くこと、話すこと、食べることを習っている。だがそれは多少とも模倣によっていた。読むということの場合には、単に文字素を分解し再構成するだけではない。それは、行動とはそれが何であれ一定の目標を目指した実践領域の分解とその再構成を伴う、ということを学ぶことである。読み方

を学ぶとは行動することだ。だが逆に、子どもにとって読むとは行動を学ぶことだ。（同三九二―三九三頁）

読むことは、主体と客体の統合を果たさねばならない。すなわち、普遍性と客観性をもつ行動を学ばねばならないのだ。

ギュスターヴは、二つの言語の一致を理解しない上に、さらに次の不可解な対象物の出現によって途方にくれているようにみえる。すなわち、活動そのものによって産み出され、進行中の行為を方向づけるための欠くべからざる光となる、行動についての初歩的かつ抽象的な理論の出現によって。おのれの主観的な存在を覆そうとするこの変質に、彼は受身の抵抗を示す。読み方を学ぶのを彼は無意志的、自発的に拒むのだが、同じような拒否を彼は、押しつけがましく裸の形で差し出されてくる行動に対しても生涯なし続ける。（同三九三頁）

ギュスターヴは、話ことばを獲得していなかったので、一人称の自己を獲得していない。したがって、一人称と三人称の統合の困難に直面していたと考えられる。

他の子どもにとっては、読むとは学ぶことでしかない。ギュスターヴにとってそれは、持っていない手段を獲得することであり、同時に、企ての能力のある冷静な主体になるために変身すること、生体験の惰性を、不安ではあるがふんわりとした惰性を放棄することなのだ。（同三九三頁）

話ことばを獲得しなかったギュスターヴは、話ことばレベルにおける基本的なことばの抽象的働きを理解していないので、書きことばにおいては、普通の子どもたち以上に、もっていない手段であることばの抽象的機能を獲得するために努力が必要であるということになる。

話ことば獲得のまずさ——合意的コミュニケーション相互作用構築の失敗

上記に記したように、ギュスターヴは、親子の共感・共鳴の関係に基づく合意的コミュニケーション相互作用により、話ことばが獲得されていないことが考えられる。

幼いギュスターヴにとっては、すべてのことばというものは、了解された意味――すなわち彼の主観性の一決定――でもあれば、同時に、客観的な力でもあるかのように経過する。語句は彼のなかへ溶解せず、それは語られた事物あるいはそれを語る話者の前で消えることがない。あたかも言語的作業が半分しか行われなかったかのように、子どもはその語句を消化できぬまま納得する。精確に見とどけられた意味が、概念的で実用的な図式となる代わりに、そして同じ種類の他のいくつかの図式と関係をもつにいたる代わりに、記号に癒着したままとどまるかのように。記号そのものも、この意識に対しては、その内面的像と融合しにゆく代わりに、音としての物質性を保ち続けるかのように。唄う石とか泣く泉とか語られるのと同じ意味で――言語は、その子どもにとっては、いまだ語る物音にすぎないのであるかのように。（同二一〇頁）

ことばは、具体的概念が象徴的概念に変換され、言語システムとしてことば同士がネットワークを構築する。このように、言語的作業が全般的に行なわれなければならない。具体的概念から象徴的概念に変換したことばにおいて、範疇的汎化・論理的汎化作用が営まれ、はじめて言語として機能しだすのだ。このような言語機能が行なわれないことを語っている。

こうした態度は考え得るだろうか。そうだ、了解が完遂されるまえに止むとすれば、である。表現がそれを伝える音のとりことなってとどまるかぎりにおいて、観念は表現のとりことなってとどまる。意味するものの内容を復原できるようなさまざまな語句の全域を制御することができないので、その内容は確然的水準にとどまる。それは可能であるとも不可能であるとも言えず、ただたんに、そうなのだ。意味するものとの出会い——それは現実の事象であり、子どもは音声を聞きとった——は、意味されるものの現実的存在、というあの別の事象から区別されていない。そして、より一般的には、意味——音響的充実と空をねらう超越性との奇妙な合金——は様相の規定を欠いたままにとどまっている。その意味を仮説的あるいは必当然的様態に関係づけるためには、それを一区切りの音から引きはがすことができねばならないだろう。しかしもしも純粋存在がその意味のもつ様態であるならば、この純粋の事実性は、必然的なものや可能的なものとの関係によって自己を規定することができないので、それ自体未決定のものとしてとどまる。しかしながら、ある条件のなかでは、言語作用の発展が中途でとまり、それが完全に遂行されないかぎり、言語作業が狂ってみえることは、おどろくに当たらぬであろう。その記号の現存によって保証されてはいるがしかもそれに圧倒されているこうした囚われの身の思考に、われわれは、魔法や黄金詩句や聖歌において出逢ったことがあるし、夜ごとに夢のなかでそれを再発見している。（同二一頁）

象徴的概念と具体的概念との関係を述べたものである。言い換えれば、記号と意味との関係について述べたものである。また、サルトルは、ギュスターヴの話ことば獲得の状態を下記のように述べている。

六歳のとき、ギュスターブが記号と意味作用とを、前者の物質的現存が後者の真実性を保証する明証性となるまでに混同するとすれば、まずそれは彼が他者との間にまずい関係をもったということに違いない。じっさい彼は他人が自分に告げることをすべて信じる。言葉的対象（言葉）を前にしての茫然自失により、また大人たちへの盲目的愛情によって。しかし彼はそのためにことばをそれを語った人々に真に関係づけることがない。まず彼はことばに確認よりも命令を読みとる。ことばの方から身を押しつけてきてそれから彼はそれを信じなければならないが、それはことばが両親によってなされた恩恵としての賜物だからである。その上――たとえ一時的のものであろうと――全面的了解がそのすべての構造をともなって設定する相互性を欠いているために、他者の言葉は彼にとって、あたえられた言葉という言い方のもつあらゆる意味において、あたえられた言葉である。告げるとはたんに言表するということではない。嵩《かさ》ばる現存である語句は、人からあたえられる物的贈物である。オルゴール入りの箱か、あるいはレコードになったお皿をもらったようなものだ。その音楽に意味があれば結構なことだ。それを受けて取っておく。それは記念の品だから。何が欠けているかは見てとれる。それは意図である。あたえられた対象のなかに、子どもは自分を満足させてやろうとする父親の意志をみて熱愛する。しかしそれはフローベール博士のほんのわずかな愛撫のなかにも子どもが見出すのと同じ鷹揚さである。話しかけることも、からかって髪の毛を乱すことも同じことである。両親と子どものあいだでは、人間同士のあいだでも動物同士のあいだでも同じほど動物じみた、言葉のない、効果的な愛情の仕草が唯一の可能なコミュニケーションであると言えるだろう。（同二一―二二頁）

親子の情動的コミュニケーションによって、すなわち親子の共感・共鳴の関係によって、合意的コミュニケーション相互作用によって、ギュスターヴがことばを獲得していないことを示している。

ギュスターヴの話ことば獲得の状態

対人関係は少なくとも、間身体性（情動性、運動感覚）における交流と、言語の次元における交流とのあいだで区別できて、定型発達の場合は後者は前者に基づけられているということがわかる。すなわち、親子で合意的コミュニケーション相互作用が営まれなければならない。

他者とコミュニケーションが取れないにもかかわらず、文法と語彙は身につけている自閉症児が存在することを考えると、運動感覚の次元の交流に基づけられない限り、言語は定型発達の意味でのコミュニケーションとはなりえない。つまり理念性の伝達は、それを基づける運動感覚の次元に関係するのであり、理念性そのもののなかにあるわけではないのである。

聞く場合でも話す場合でも、言語は、ギュスターヴにとって、不良導体なのだ。言語を通して歪められるのは、他者との関係だけではなくて、自己との関係においても同じである。ことばは決して彼のものにならないから、彼はことばの世界では居心地がわるい。あるときは放心状態がことばを鵜呑みにし、あるときはことばは天下ってきて彼を虐げる。あとの場合には、ことばは彼のふかい内面においても、彼のものとして存在しない。このことは、ことばが耳を通って彼のなかに入ってくるとき、標準的な操作である言語システムのなかでの、ことばの受け入れ、取り上げ、再分類が行われないことを意味する。こうした操作は、もしも子どもがすでに話ことばを獲得しているとすれば、自然になされるものである。あるいはこう言った方がよいかもしれない。言語であるとは自己のうちでこうした操作を休みなくやり直すことである。そのとき一つの単語、文脈が示されるとすれば、そのことばを受け入れるのは彼の言語システムである。しかしギュスターヴの場合、ことばが欠けていたりことばが彼を呆然とさせるとすれば、彼固有の存在の内面、諸観念と諸感情の網の目が十分に言語化されていないということである。（同一二三頁、大幅に改訳）

話ことばが正常に獲得されていないので、範疇的・論理的汎化機能が構築されていないということである。

誰もがしゃべる年頃になっても、彼はなお語り手を真似る状態にあった。そして彼のうちにとつぜん鳴りひびく音声が、彼をたぶらかすとすれば、それはその音声が引き起こす例の〈疎隔〉による。そして疎隔を説明するものはただ一つである。つまりギュスターヴの主体的実存と意味作用の世界とのあいだには共通の尺度も媒介も存在しないのである。それらはまったく異質の二つの現実であって、その一方が他方にときどき降臨する。普通、六歳児は自己の存在の奥底まで他者たちと彼みずからとによって指示されている自分を見出す。生きるとは、とりもなおさず意味作用を生み出すことである。蒙るとは話すことである。健常児は、自分みずからが意味を付与されまた意味の生産者であるがゆえに、外部のさまざまな意味を自分の内へと透過させる。ところがギュスターヴは意味を生み出さない。彼の生活は彼自身の眼に一つの意味として映じておらず、彼は、彼自身として、何ものによっても、つまり一個の固有名詞によってもまた彼が経験するもののもつ普遍的な名前によっても、指示されてはいない。しかも彼は生きていて、自分の生涯を味わい、自分を取りまく世界に向かってみずからの外へ身を投げかけている。しかし生活とことばとが通約不可能なのだ。(同一二三頁、大幅に改訳)

ギュスターヴは、話ことば獲得の課程を経ていない。親子との共感・共鳴の関係によって獲得される話ことばによって、母親、家族で共同生活を送れなかったことによる。したがって、一人称の自我が形成されなかったのである。

ただ、言葉は彼の眼に彼が経験し感じることを決して真実に指示することはない。またおそらく彼の世界に対する超越的関係をも指示しない。彼を取りまく事物は他者たちのものである。両親はしばしば彼らが選んだ記号を通して意思表示をするように彼に強いる。あの御婦人にこんにちはを言いなさい、名前は何て言うのかお答えなさい。どこが痛いの？　ここ、それともここ？　しかし本当のことを告げながらも、彼は真実が相変わらず自分にとってよそよそしいものにとどまっていることを実感している。まさにこの理由によって、彼は最も信じやすい子どもになるだろう。自分が真実を所有せず、それは他者たちと事物とのあいだの、あるいは他者たち同士の関係であり、真実のことばの一つ一つが存在と言葉とのあいだの喰いちがいをあらわすことによって、つまり決して明証性によってではなくそれがひき起こす不安によってあらわれるために、彼は権威の原則にすがる。語が自分のなかにあるときでさえ、彼はそれらを外側から、事物としてながめていると言ってよい。後に『紋切型辞典』を生むことになるのはこうした精神的傾向である。その語彙はまず感覚的実在である。それがもつ結びつき——偶然、習慣、制度——は外部でとり行なわれ、意味は第三番目に、はじめの二つの契機の厳密な結果として、しかしそれ自体としては、任意のものとして到来する。（同二四頁）

ギュスターヴのことばは、母親との合意的コミュニケーション相互作用で獲得されたものではないからである。言い換えれば、親との視線触発による情動性と運動感覚に基づくものであるならば、ギュスターヴのものにせよ母親のものにせよ、視線触発と連動して生成するときには相手の情動性と運動感覚がある仕方で必ずギュスターヴの体を触発し、そして体験されるのである。

問題のすべてはつぎの数語に要約される。つまり、ギュスターヴは永久に幼少期を脱けでることはなかった。彼はそう語っているし、われわれはそのことを知っている。この大人は彼がかってそうであったみじめな怪物へと他有化（疎外）されてしまっている。（同五五頁）

話ことばを獲得できなかったので、一人称の自己を確立できなかったのである。

『汝何を望まんとも』(注五)を読み返してみよう、猿―人であるジャリオがフローベール自身をあらわしていることは明らかである。何歳当時のフローベールをか。この作中人物は一六歳であり、その創造者よりも一歳年上である。だがこれは奇怪な混血の産物である。科学者のポール氏は、〈学問〉上の必要から一人の女奴隷をオラン・ウータンに犯させる。この猿人にあっては、猿類の血が人間としての発達を停止させている。これは彼が幼年期にとどまっているということであり、彼が――ギュスターヴにしたがえば――人間と動物がいまだ区別がつかぬような時期をやっとこえたばかりだ、ということを意味する。若い高校生は、彼が現に学校の座席にいるとおりの自分を示そうとしたのだと言ってよいだろうか。そうだともそうでないとも言える。ギュスターブはわれわれがやがてみるように〈めざましくできる生徒〉ではなかったが、かなりよくできる生徒であり、読書もし、文章も書き、同年輩の少年たちともよくつき合い、アルフレッドとは、哲学的な議論にも熱中した。もしも彼が幼年期を一五歳の自分のふかい真実とみなしているのでなければ、彼はジャリオを通して自分を目指すことはできない。彼がなってしまったその姿に彼をつくり上げたものは、忘れようにも忘れられず、忘れられてもいない、幼少期なのである。それは彼のなかに、つねに現在のものとして残っているが、しかしそれは彼の現在時によって生きられる現実というよりは、彼がする一切のこと、彼が感ずる一切のことの、照合のための普遍的軸なのであり、直接的な説明なのである。その幼児が少年なのではない。幼児はその少年を生み出し、その行く手を限っている破局である。まさにそれ故に、破局は永久的であり、少年はそれに触れている。彼が自己を思うとき、彼はいつでも八年前、つまり彼の不幸が始まったあの幼年期と少年期との境目の年齢に立ちもどる。（中略）
私は知恵おくれだ。いやもっと悪く、猿人だった。というわけだ。（同二六―二七頁）

一つの人生とは、あらゆる味わいを変えて現れる幼少期である。

話ことばが、親子の共感・共鳴の関係によって獲得されたものでなかったギュスターヴのことばとこころの状態を表わしている。すなわち、一人称の自我の獲得、自己の確立ができなかったことを述べているのだ。

馬鹿正直

ギュスターヴは、話ことばを親子の共同生活によって獲得していなかったので、その場の状況、情況がつかめない。遊び友だちが扉のうしろで待っているのに、友だちはやって来なかったとか、院長が少年のうしろに立っていて彼をつかまえて馬車に乗せて連れていこうとしているのに、お父様は彼をおいて往診に出かけてしまったとか、世の凡ての親たちは悪気はなしにふざけるものだ。彼らは自分たちが子どもをひどく混乱させたなどと夢にも思っていない。

未来の作家の内部では、こうした根強い馬鹿正直は言語に対するはじめの関係がまずかったことを表わしている。確かに馬鹿正直とは元来、ことばとの一つの関係に過ぎない。なぜならこうしたでたらめはことばによって伝達されるのだから。こう言った方がよければ、それはいかなる現実に応ずるものでもないのだから、そこにはただ語彙素のみをみるべきだろう。幼いギュスターヴの不幸は、彼の内部の何かが語をたんなる記号としてとらえることから彼を逸脱させてしまうことだ。もちろん、正常な子どもにとっても、語彙の物質的な重み、その粘着力、それが受話者に及ぼす威圧性、つまりその魔術的な力をその純粋な意味作用としての価値から弁別するためには、長いあいだの学習が必要である。しかし、ギュスターヴの馬鹿正直は、その後も残り続けたのだから、彼がこうした作業を果てまでやり了せることができなかったことを示している。おそらく彼は、メッセージをコード解読することは学んだがその内容に異議申立をすることは学ばなかった。にせの思考が言葉によって彼に伝えられる。やがてその不条理さはいやでも眼に——少年の眼にさえも——映るが、それにもかかわらず異議を申立られることなく、少年の内部にのこる。意味が物質となり、物質の惰性的堅固さを身につける。明証性によってではなく、密度によってである。観念は濃密になり、それを支えている精神を圧倒する。それはいわばもたげることもほうり出すこともできない石のごときものである。しかもこの巨大な集塊は端から端まで意味としてとどまる。意味作用——それを目ざす投企によってのみ存在することの超越——と受動性——純粋な〈即自〉、記号の物質的重さ——とはお互いに交流し合う。この対立する二つのものの組合せは、反対し合うかわりに相互浸透する。最も重大なことは、子どもはこうした失望のくり返しからいかなる利益も引き出さないことである。みんなが彼に嘘をつき、父親は留守だと信じこませる。やがて大笑いのうちに、父親が姿をあらわす。しかしすぐにばれてしまうこのようなペテンは、彼にとっては一つの経験としての価値を決してもつことはなかった。(同一七—一八頁)

「メッセージをコード解読することは学んだがその内容に異議申立てをすることは学ばなかった」とは、話ことばを、親との合意的コミュニケーション相互作用のもとに論理的・範疇的汎化機能によって構築しなかったからである。すなわち、一人称の人格として、話ことばを獲得しなかったのである。

ギュスターヴの場合、ことばを前にして硬直をおこすのは、その精神《こころ》である。人々が彼に一言《こと》呼びかけると、一切が摩擦を生じ、一切が停止する。意味はほとんど問題にならず、彼を呪縛するのはことばの物質性である。この〈硬直症状〉のなかにもやはり一つの象徴のみをみるべきである。精神は決して硬直しないから。これについて了解可能な仕方はただ一つ、つまり彼は、〈言葉〉を通して、幼児期からその人間関係において傷ついていたということである。大人たちから子どもたちへと、信じやすさは、子どもたちに言葉を吹きこむ大人たちを通して、つまりすべての言葉による伝達の主導的環境を通して到来する。こうした環境はすでに子どもたちを取りまいており、彼らはそこに生まれ、彼らがそこに適応できるように、大人たちは――よかれ悪しかれ――子どもたちをつくりあげる。

感覚・運動器官が正常に発達していながらしかもメッセージへの子どもの反応が正常でない場合、この二面的現象は、すべての言説が一個の人間であり、すべての人間が言説であるような困難な次元にそのみなもとを発しており、子どもの言語活動の世界への、ということはつまり、社会的世界、彼の家族内への導入のされ方が悪かったことを想定させる。（同一八頁）

話ことばは、親子の同期、共感・共鳴の関係に基づいて生まれる。ギュスターヴの場合、ことばのやりとりで、硬直状態になるということは、親子の同期によって話ことばを獲得していないのである。こころのソフトはことばであり、親子で真の意味での共同生活をしていれば、ギュスターヴが合意的コミュニケーション相互作用によって獲得した話ことばはこころをつくる。ギュスターヴがことばを前にして硬直状態をおこすのは、こころのソフトであることばの世界を築き上げれなかったからである。

こころのソフトは言語である、社会の構成要素・人間関係は言語である

こころを形成するものは、思念であり言語である。

話し手のことばは、一般に、聞き手のこころのなかで、ただちに解消するという事実である。残るのは、同時に概念的でもあり言語的でもある一つの図式であり、それが再構成と了解とをつかさどる。了解は逐語的な復原が不正確になる場合ほどいっそう深いだろう。ところで、この了解は個人的な行為である。聞き手は、もしも彼が鸚鵡返しに復唱するのであれば、超越的な一対象に自分の声を貸しあたえたにすぎず、それは彼の声によって現実化されてあたらしい声門の方へ飛び去ってゆく。しかし、彼が了解すれば、彼はすでに辿られた道を自前で辿りなおす。結局、たとえ了解された現実が普遍的な観念であり得ても、行為はまったく彼自身のものである。もちろん、言葉なしに考えることが問題なのではない。

けれども、知解——あるいは了解——は、それが全面的である場合には、実際上、一連の無際限の言語表現を規定することになり、それらの表現のなかから、個々の状況においてまた各対話者によって、最も適切なものを選び出すためにみずからアプリオリな規則となる。思念はそのとき——あたかもいずれかの表現がアプリオリに特権化されねばならないかのように——その一連の言語表現の成員でもなければ気まぐれで超越的な選択でもない。自体が言葉となることなしにどうして言葉を選べるだろうか。思念は同時に、その一連の言語表現の――すなわち同じ現実のさまざまな表現を相互に結びつける示差的諸関係の全体性でもあれば――また全体化されたそれらのおびただしい表現の暗い地の上にはっきり浮かび出した一つの形相のようなものとして、それらのさまざまな表現のなかでも現在の状況に最もよく適合するように思われる表現を切り離す可能性でもある。了解された観念とは、われ、であり、また非―われ、の全体、でもある。それは対象のためにみずからは炸裂して崩壊し非本質的なものになったわたしの主体性である。しかし、まさしく、わたしは、すべてを包容するまでにあふれ出て拡がりゆくこの〈爆発的―固定的〉な突然燃焼の場合ほど、自由で無条件にわれそのものであったためしはない。同時に、言語はすなわちわれであり、わたしは言語である。(同一八―一九頁)

こころのソフトは言語であることを述べている。

こうした見方からすれば、一つの観念とは、わたしの内にあって、それを言い表わすさまざまな文句の支柱であって、その柱頭は陽光にかがやき、その台石は闇に沈んでいる。そしてそれは、以前には、選ばれたことばの——わたし自身にさえかくされた——根拠として、またいまは、あらゆる表現の無限の絡み合いのなかの一つの表現の自主的選択によって、したがって人々とそのときの状況とへの私の判断によって、私を規定している。そして、言葉の螺旋状の花さいのなかに他者のなかなるわれをもみなければならない。言語は人間関係をあらわすが、しかし各個人の内部に——ことばを強化し、検閲にかけ、追放するために——ことばをさがしにゆくのは人間たちの関係である。私のなかの他者は、他者のなかの私の在り方に外ならぬ私の言語をなす。こうして、人間が言語であり、言語が人間的であるとき、人々がゆきずりにわれわれに投げかける一語一語が、語る人々との間にその語がもつあいまいなすべての結びつきによってわれわれをのりこえる、われわれが個々の語を観念すなわちその語にとって替わり得るものの無限の集列へとのりこえるとき、人間の意識の相互浸透性は大変なものなので、馬鹿正直はもはや考えられない。(同一九頁)

人間関係は、言語によって成立することを述べているのである。

たしかに、人間は嘘をつき、ごまかし、あざむく。いつの時代でも、誰しもが。しかしそれは別のことだ。大人たちの瞞着は疎外（他有化）を指し示す。大人たちが嘘をつくとき、彼らはひたすら自分は〈真〉の最も近いところに身を持することを心がけている。世にも巧みな嘘つきも自分の嘘を、真実とみとめられているものの表皮にくっつけたほとんど眼にもつかぬほどの小さな蛭のようなものにしている。言いかえれば、人は言語によってあざむく――そして、もちろん、ある人々はだまされるし、別の人々はだまされない――しかし、言語はそれ自体ではあざむくものではない。それは言語が迷路や罠をひそめていないからでもなく、言語の果てにはしばしば蜃気楼が立たないからでもない。たんに、言語が、世界や他人たちやわれわれ自身から切りはなされ得ないからである。それはわたしたちを籠絡したり、わたしの意図を逸脱させてしまうことができる見知らぬ飛び地ではない。それは、わたしが一番遠いところ、つまり、他人たちのなかや事物の間にいるとき、わたし自身であることに最もちかいという意味で、われ、であり、それは人間の解消不可能な相互性であり、また人間たちの闘争であるが、それらは共に、入口も窓もなく、われわれが入ることもできず、出ることもできない、まさにわれわれがそこにいるあの言語的全体の内的関係によって総体的にあらわれている。人間の客観的主観的なすべての決定因をともなう語の等質性のために、語はわれわれに見知らぬ力として到来することはできない。一体どうしてそんなことがあり得ようか。語はわれわれがそれを了解する以上われわれのなかにある。それがどんなに遠いところからくるにせよ、それがどんなに思いがけないものであるにせよ、それはわれわれの心の最も深い部分を予期していた。つまりそれはそれ自身によってしか了解されることはない。これは語が姿を消し、それが眼に見えぬという意味である。残るものは物自体つまり無に帰した語の記号、である。（同一九―二〇頁）

こころのソフトはことばであり、社会の構成要素は言語であり、人間関係は言語であることを再度述べているのである。

言語の論理的・範疇的汎化機能は、まず、話ことばで獲得されるものである。すなわち、話ことばによって情動的コミュニケーションが築かれなければならない。その上に、読み書きことばで言語は再構成され、抽象機能をもつことができるようになるのである。もし、話ことばで、この言語の基本的機能が、獲得されなかった場合、この著で紹介する人々のように、社会で生きていく上で、人としての方向づけができないのである。

母親のペルソナ（人柄、役割）

乳幼児期を欠いては、伝記作者は砂上に楼閣を築くと言っても言い足りない。まさにこの点に、幼少期はある。ギュスターヴは幼少期につきまとわれていた。

われわれが探しもとめているのは、偶然にめぐまれた子どもであり、ある一つの身体とある一人の母親との出逢いである。それは非―了解可能的な関係である。というのは、この二つの系列はそれが交叉する理由を説明することはできぬまま合体するからである。また、同時に、これは最初の了解であり、すべての了解の了解可能な基盤である。じっさい、こうした基礎的な諸決定因は、お互いに加わり合ったり外面性として影響し合うどころではなく、生きている全体化の総合的分野のなかに直接銘記されている。不可分なものとして、それらは、すがたをあらわすその当初から、一つの総体の部分としてあたえられる。これは、そのそれぞれが、少なくとも部分が全体の体現であるという限りでは、もう一方のなかにある、という意味である。われわれは結局、この生の流れをその始まりまで遡った。（中略）

こうした探究はわれわれを母親のペルソナへとみちびく。子どもがその生後二年間に内面化するのは、まさに（生みの母）全体である。これは子どもが母親に似るだろうという意味ではなくて、彼が現にあるがままの母親によって、その還元不可能な独自性のなかで、つくり上げられるだろう、ということを意味している。（同六〇頁）

サルトルは、次のように述べていることを最後に書きとどめておこう。

幼少期は彼のなかにあり、彼は絶えずそれを見つめ、それに触れ、彼のいかにささやかな身ぶりも幼少期を表現する。こうして彼の幼少期は、われわれにとってもまた現存しており、われわれはそれを彼のペンの端端にも嗅ぎつける。しかも、本質的な点について、それはわれわれの手を逃れてしまい、いわばその周縁をみせている一つの空白なのだ。

普通にはなれなかったが、大作家になった

フローベール夫人は、義務としてクロワッセにとどまらねばならぬと思いこんでいた。ギュスターヴは病人であり、母親の気配りがなければ、死ぬかそれとも気がふれてしまうだろう。各人が人目をさけてセーヌ湖畔の家（クロワッセのこと）に閉じこもり、お互いに相手を救うためにそこにとどまっているのだと主張しているこの傷ついた孤独なカップルほど奇妙なものはない。しかし、フローベール夫人の冷やかな心遣いは彼女がほとんどこの息子を評価していなかったことを示している。まずその低能ぶり、父親のおどろき、それは一時おさまったが、ギュスターヴが一七歳になったとき、とつぜんよみがえる。パリでの実りのない歳月、そしてそれにとどめを刺すボン・レヴェックの発作、てんかん、最後に、みずから求めての閉居と無為、こうした不幸の一切が彼女にはひそかな一本の糸でつながれているように思われた。フローベールの病気に与えられた名前、てんかん——結局その後もつづいた低能のことであったのだ。神様のおかげで口も利けたし、分別もつくようになったが、それだからと言って職につくことがまったく不可能なことが変わったわけではなかった。これは六歳のころからそうではないかと案じられていたことであった。

「お前の伯父さんは、ほんの小さなころから、もう、わたしたちに大心配させたものさ」、フローベール夫人は自分が夫の思いのままの未亡人だったので横暴な母親であった。彼女はえらい夫が弟息子に対してもっていたすべての判断を、故人への敬愛の気持から、そのまま自分のものとして受けついでいて、弟息子への苛立たしさを爆発させた。カロリーヌが彼女の聞き役となったのだ。（同二〇頁）

彼の沈黙がいかに長つづきするとはいえ、彼は話し、語彙を身につけ、自分に語りかけられることに耳を傾けそれを理解するのであるから、彼の存在の言葉化ははじまっていた。

サルトルは、少し極端に走っているのではないだろうか。未亡人は、その思い出を歪めたりあるいはたんに大げさに語ったりした可能性はなかっただろうか。結局、ギュスターヴは達者に読み書きができた。いずれにせよ、かなりりっぱに読み書きができて、傑作も生まれたのである。子どものときの混迷は母親がいうほどには著しくなかったかそれとも結果を残さなかったかである。

読み書きことばの習得によって、ある程度は話はできたし、人との交流もある程度はできた。しかし、話ことばの習得ができなかったので、微妙なことばのやりとりはできなかった。そして、常識が育たなかったのである。

彼は、話ことば獲得障害による高機能アスペルガー障害だったのだ。

Ⅲ章　口承世界を経ずに識字世界に入ってきた少年

――カスパー・ハウザーの物語

一八二八年五月二六日の夕方、ニュルンベルグの町に、ことばと動作が全く不自由な、年齢が一六歳ぐらいの見知らぬ少年が突然現れたのである。さしあたり警察の保護するところとなり、やがて世間の人たちの好奇の対象となる（一八三二年に刊行された近代刑法学の父といわれたA・V・フォイエルバッハの著、『カスパー・ハウザー』、西村克彦訳、ベネッセコーポレーション、一九九一年）。

当時、同市をも管轄するアンスバッハの控訴院長をしていたフォイエルバッハは、この風評を耳にするやニュルンベルグに赴き、少年の保護を一教師に任せるという措置をとる。ところが、少年は一八二九年一〇月一七日、教師の家で、見知らぬ男に額を切られ血にまみれているところを発見された。しかし、この事件は解決されずに迷宮入りとなる。
その後、少年はギムナジウムに入れられ、一八三三年一二月一四日、二度目の狂刃によって生命を奪われることになる。

少年の死に先立って一八三二年に上記の書は出版され、少年の名はヨーロッパ中に知れわたった。翌年の五月二九日に、少年の良き理解者であったフォイエルバッハは他界しているが、毒殺説がもちあがる。

カスパー・ハウザー少年は、何者かに囚われ一五、六年間幽閉されていたのであるが、バーデン大公国国王（注六）の隠し子だったといううわさを含め、いろいろな憶測が生まれていた。フォイエルバッハの書が有名になり、その上、カスパー・ハウザーの自伝出版の話までもちあがっていたので、もしバーデン大公の隠し子だったという話が事実だとすれば、その説の理論的提唱者であり、カスパー・ハウザーの支援者であったフォイエルバッハの毒殺説は、時期からいっても信憑性がある。したがってもしそうなら、カスパー・ハウザーの暗殺説も生まれるべくして生まれたといえるだろう。

一九世紀最大の謎につつまれたこの犯罪ともいえる事件は、皮肉にも、こころの形成の研究史上に、重大な事実を残してくれることとなる。

ルリアの研究は、口承世界と識字世界におけるこころの形成にとって重大なことを教えてくれた。そして、口承世界を跳び越え、識字世界へと入ってきたカスパー・ハウザー少年の稀有な事例も、口承世界という基礎があってはじめて、抽象思考とか推量とか自己意識のような識字世界で生じるこころの形成が可能になることを私たちに知らしめてくれたのである。

話ことばは、親子の共感・共鳴の世界のもとで模倣によって習得されてくる。話ことばがほぼ獲得されると、一人称の私の世界が構築されることになる。この一人称の世界に、読み書きことばが加わると、三人称の彼の世界が加わり、一人称と三人称の世界の統合が起こり人格が形成される。

しかし、カスパー・ハウザーは、一人称の「私」の世界がほとんど欠如したまま、ラテン語とギリシャ語の読み書きを学習させられ、三人称の「彼」の世界に突如として無理やり送りこまれたのである。その結果、彼は自伝の中で、一人称の私ということばを使わないで、三人称で自分のことを言及しているのである。

彼が思い出せる限り、彼はいつも穴(注七)の中に住んでいた。そこで彼はいつも裸足《はだし》で地面にすわり、シャツと半ズボンだけを身につけていた。この部屋のなかで、彼は音を聞いたことが一度もなかった……彼は天空を見たことも一度もなかった……彼は昼と夜の区別を感じたことは一度もなかった。眠りから覚めるといつも、パン一切れと、水が入ったピッチャーがあった。彼は肉や飲み物を持ってきてくれる人の顔を一度も見たことがなかった。（一一九頁のフォイエルバッハの著に出てくるハウザーの自伝より。しかし、出版にはいたらなかった）

この自伝のなかで、ハウザーは、さまざまな実際の感情を、まったく表現していない。怒り、悲しみ、怖れ、望みなど一人称の自分でないと表現できない感情という世界はないのである。

一人称の世界すなわち経験のみの世界を経験していないハウザーを、読み書きの世界、すなわち一人称と三人称の統合の世界にいきなり引きずりこんだことは、最大の過ちであったとフォイエルバッハは述懐している。

「つい最近はじめて世間をみたばかりの、遺棄された憐れなハウザーにとって、ラテン語教育ではなく、普通の子どもだったら母親の胸や乳母《うば》の膝で身につけているはずのものを、いまから経験しなければならないのである。それなのに無理やり読み書きの世界で過ごさなければならないことになり、結果的には、ラテン語教育という二回目の監禁ともいうべき災難にあわねばならなかった」とフォイエルバッハは嘆いているのである。

幼児期を送ることができなかったハウザーにとって、役に立つことはなに一つ教えられなかった。視覚の対象であるものは遠くでは実際よりも小さく見えるということさえ、いままで経験したことがなかったのである。

フォイエルバッハは次のように述べている。


私と彼とが散歩していた小路の並木がだんだん小さく低くなり、遠くに見える道がだんだん狭くなって、ついにはもはや通れないように見えるのが、彼には不思議でならなかった。私と一緒にその小道をたどっていったとき、木の高さは同じであり道の広さも同じであることがわかると、彼は、魔法をみせつけられたように驚いたものである。

また彼には、生きているものと死んでいるもの、加えて、自発的な運動と外部から力の加わった運動の区別がわからなかった。人や動物の形をしたものは、石像であろうと木彫りであろうと、はたまた絵に描かれたものであろうと、彼の考えでは、あくまで生きものであり、自分自身とか他の生物に認めた特質をすべてそなえていると考えていた。

動物については、人間と同じ特質をもっているものと考えていた。猫が手を使わないで口だけで物を食べることに立腹していた。そこで猫が前脚で物を食べることを教え、直立させようとし、人間に向かっているように猫に話しかけ、猫が彼のいうことを少しもきかないでなにも学ぼうとしないのが不服であった。これに反して、犬の従順さをほめちぎるのであった。灰色の猫を見ると、白くなるように身体を洗わないのはなぜかと訊ねた。牛が舗道で寝そべっていると家に帰らないでそんな所に寝ているのをいぶかしがった。馬や牛などが街路で大小便をして、自分のように便所に行かないのが不満であった。

彼が動物に要求したようなことは、動物にはできない相談だといわれると、それなら動物も自分で学びさえすればよいんだ、自分も実はすでに多くのことを学んだし、まだまだ多くのことを学ばねばならないんだからと答えていた。

あるよく晴れた夏の夜、はじめて星空を見たときの彼の驚きと狂喜のさまは、筆舌につくし難いものであった。

星空を見た後の興奮は、頭を垂れ、動かないで目を見張った状態で、深くまじめな思索におちいったが、我にかえったときには、はじめの狂喜は悲嘆に変わっていた。ふるえながら椅子に座った彼は、自分は何も悪いことをしなかったのに、あのひどい男がいつまでも自分を監禁しておいて、こんなに美しいものを一度も見せてくれなかったのはなぜかとたずねるのだった。そう言って泣き出した彼は、なかなか泣きやまないで、いつも一緒にいたあの男を二三日でも監禁して、それがどんなにつらいことかを思い知らせてやりたいものだと言った。

この雄大な空の眺めを見るまでのカスパーは、あの男に対する反感を口にしたことはなく、ましてやその男を罰してやることなど思いつきもしなかったのである。

徐々に彼は、自分の運命というものを熟考するようになり、その運命が自分に与えずにおいたり奪ったりしたものがだんだんわかってきて、これを恨みに思うようになった。

そして、家族や親類や友人という観念、親と子と兄弟姉妹の間の身分関係といった観念が、彼には身近なものとなった。母親や兄弟姉妹が相互の愛によって結ばれていて、お互いに助けあい愛し合って生活しているのを見て、母親や兄弟姉妹といった名称が、はじめて意味をもつようになったのである。

一人称の私というものの世界をいままで経験しなかったことは、ハウザーをしていくどとなく悲しみの涙を流させることとなった。

自分が無知で、独力では何もできず、人にいつも世話になっているという重苦しい感じ。失われた青春を取り戻し、同年輩の連中と肩をならべ、世の中の役に立つ人間になることは自分にはできないだろうという考え。人間生活の最も素晴らしい部分が、その少年期から奪われたというだけでなく、余生までが欠陥のあるものにされてしまったのだという考え。最後にこれらに加えて、わずかに残っている余生では、いつも暗殺者の襲撃を恐れていなければならないという、身の毛もよだつ想念。

そして、何より重要なことは、読み書きの世界をいくら築こうとも、一人称あっての三人称の世界である。一人称の世界が存在しないのに、三人称の世界をつくりだすことは難しい。彼は、彼自身のなかに入っていくことはできなかったのである。すなわち、内省的自己のようなものを発達させることはできなかったといえる。

話ことばの合意的方向づけ相互作用、すなわち、親子との共感・共鳴の世界を経験しなかったハウザーには、私という自己の認識が生じていない。つまり、親のことば、行動を模倣することによって生まれてくる自己の確認が生じていないのである。

乳幼児は、親との共感・共鳴の世界を築き上げ、親のことば、行動を模倣し、自己を確認するのである。このような経験がないハウザーにとっては、自閉症児の話ことばの獲得の破綻と類似するものがある。

Ⅳ章　高機能アスペルガー――ドナ・ウィリアムズの物語

ここでは『自閉症だったわたしへ』、『こころという名の贈り物――続・自閉症だったわたしへ』、『ドナの結婚――自閉症だったわたしへ』（いずれも河野万里子訳、新潮社）をとりあげる。

ドナは、小さいころから何かと普通の子どもと違っていたため、家の中、そして家の外や学校で居場所はなく、ほしくてたまらなかった友だちもできなかった。一五歳になると、家から追い出されるようにして自活を始めるが、想像もつかない厳しい現実が待っていた。

どうにもならなくなって飛びこんだ病院で、親身になって話を聞いてくれる精神科医（メアリー）に出会い、中退していた学校にも戻り、ついに大学入学を、そして卒業をも果たしたのである。

三歳のとき、養護学校に通うようになった。そこでは、彼女は頭のいい子だと思われていた。だが実際には、彼女は何を言われているのかわからないことがよくあった。知能は高かったのかもしれないが、物事がちゃんとわかっていたかというと、そうではなかったようだ。話すかわりに口真似をしていただけだったし、相手の言う最初のことばを聞きかじっては果てしなくその真似を続けることで、会話が成立しているのだと勝手に思っていた。

記憶力がよく、正確で鋭くて、ときにはどのように細かいことでも完璧に覚えていられて、その一部を繰り出してやると、あとは連続ドラマのように流れ出てきて、場面を描写したり映像のナレーターになったりできる。これが会話の一部だと思っていたし、能力とか知性といったもののしるしだと思っていた。そんなわけで、誰かと一緒に話をすることはなかったが、少なくとも誰かに、向かって話をしていた。

養護学校にいくようになって、少したったある日、公園で、たまたま出会った女の子、キャロル。キャロルは人に好かれるすべてのことを備えていた。明るい声で笑い、たくさんの友達がいる。そして、キャロルには、お母さんがいる。

彼女は、感覚や感情にひずみのある本来の自分自身とは別に、キャロルという社交的な人格を創り上げようとしたのである。

そして、もう一人の人格、世の中とうまくやっていくキャロルの他にもう一人、どうしても怒りを現さねばならないとき、また理屈っぽい論理を展開しなければならないときのウィリーという強気の人格。

人生を送っていくには、自閉症の戦略として、ドナ・ウィリアムズは、キャロルとウィリーという疑似多重人格をつくって生きていかなければならなかったのである。解離性同一性障害（多重人格）と違って、ウィリアムズの場合は、主人格が健忘されることがない、本当の自分は必ず副人格の背後で、ことの推移を見守っている。副人格は、あくまで仮のキャラクターである。

大学が始まって六ヶ月後、やっと、奨学金が送られてきた。待っていた間の分は貯金ができたようなもので、彼女は中古のピアノを買った。その日以来、彼女にとってピアノとともに過ごす時間が生きがいとなった。音楽を通して、本当の彼女自身の姿を見ることができ、そんな自分をあらわすこともできるようになっていった。

しかし、自分自身を表現できるようになればなるほど、彼女のなかの恐怖も深くなっていった。そうしてその恐怖は、自分自身と、外の世界に接する時になりきる仮面の人物たちの間に、深刻な摩擦を生み出したのだ。

彼女は再び悪夢を見るようになった。夜中、夢を見ている状態のまま、起き上がり浴室に歩いていって倒れた。恐怖に怯え金縛りにあったようにどうすることもできず、浴室のタイルの上で涙にまみれたまま、いつしか眠りに落ちていった。この夜のことは、彼女のこころのなかで尾を引いた。二年間もセラピーに通ったというのに、ずっと昔に葬ったはずの彼女自身の亡霊に対して、震えて泣くことしかできないとは。亡霊はまだ完全に退治されていなかったのだ。セラピストのメアリーに電話した。明らかにまだ解決できていない問題が残っているようだと話した。

ドナの決心

それを今こそ暴き出そうと、彼女は決心をした。彼女は子どものころに診てもらっていたお医者さんたちを訪ねた。通っていた小学校、中学校、そして、最後には、子ども時代によく家に来ていた叔母に会いに行った。叔母さんはいつも彼女にやさしくしてくれた人だった。

何となく感じていた出生の秘密を訊きただそうとする彼女は、懸命に言い逃れようとする叔母さんに迫った。叔母さんはゆっくりと、当時の彼女の母のことを語り始めた。彼女の母は、彼女を施設に入れるのだと年がら年中息巻いていたという。結局、祖父母が家の裏の土地続きの小屋に住んでいたので、父の手によって彼女は祖父母の保護のもとに置かれることになった。したがって、彼女はそのまま両親の家に住み続けることになったのである。そして、祖父に続き祖母も死んでしまうと、再び彼女は両親の保護のもとに帰ったのだという。いったん話を始めた叔母さんは、まるでたがはずれたかのように、彼女が生まれてからのことを、思い出せる限り次々と話し出した。

彼女が少々普通とは違っていたことに話が及んでも、叔母さんの理屈は単純明快だった。彼女が人に話しかけなかったのも、近づかれるのをいやがったのも、現実世界ではなく自分自身の世界だけに執着したのも、すべて彼女の母親のせいだという。

しかし彼女のなかでは、叔母さんの語る悲劇と、彼女が三歳半ころまで夢中になっていた、あの色と音と体中に感じる感覚でいっぱいの、楽しく美しく催眠術のように心地よい経験とが、どうしても結びつかなかったのである。人の体に触れること、人から触れられること、そういった人との肉体的な接触に対する恐怖は、彼女の場合、死への恐怖と同じものだった。

ウィリーは冷静な観察者の目で、叔母さんのことばをひとつひとつ検証しようとしていた。叔母さんが彼女が三歳だったころのことを話し出したとたんに、彼女は激しい衝撃を感じた。

そして、その時の恐怖がなまなましく浮かび上がってきた。

彼女のこころは、正に三歳のその日に戻っていた。

部屋の向こうには叔母さんがいる。そしてしきりにとりすがるような声を出している。彼女は危険が差し迫っているのを直感した。

三歳児の目で、彼女は自分の前に山のように立ちはだかっている母の姿を見上げていた。部屋の向こうから聞こえてくるとりすがるような声の方も、ちらっと見た。彼女の目の前には、開いたままのスパゲッティの缶がころがっている。そして彼女はフォークを握っている。

最初の部分は聞こえなかった。彼女が食事をほんのひとさじこぼしたために、死の恐怖が襲ってきたくだりだ。彼女は、なぜそのふたつが結びつくのかわからなかった。だから、なぜ自分がこんなに何度も何度も殴られるのかも、まるでわからなかった。それは、ただ出し抜けに、一連の激しい衝撃となって彼女を襲い始めた。

それから彼女は、口に食事用のナプキンが突っ込まれるのを感じた。苦しさのあまり彼女は喘ぎ、もがき、口にナプキンが押し込まれたままの状態で、食べたものを吐いた。のどが詰まりそうになった。

今やとりすがるような声は、とげとげした母の罵声と激しくやり合っている。彼女は黒と白の縞模様の紐を目の端でとらえた。その紐が、彼女の顔を打ち始めたのだ。彼女は泣くことはおろか、叫ぶことも、ことばを発することもできなかった。彼女はぐったりして叔母さんを見上げると、そのまま目の前にあったテーブルの上に倒れ込み、鼻から吐いた。彼女は窒息したかのように、そこで意識を失った。

そして、現在の叔母さんの部屋へウィリーは戻ってきた。今や、目の前では、叔母さんがすすり泣きながら、もうこれ以上言わせないでと涙声で言っている。

しばらくして、追い詰められたネズミが突然逃げ道を見つけたかのように、一心不乱で叔母さんの家を後にした。家に着くと彼女は、膝を抱えて丸くなった。そして、それから三日間、そのまま一人で、体を揺らし続けた。

彼女は大学を卒業して、旅に出た。そして、ロンドンに帰ってきて、自分のこころのうちを綴り始めた。旅で知り合ったウェールズの男性《ひと》との不思議なコミュニケーション、また思い出せる限りの過去にさかのぼって彼女の世界の内実を表現していった。ときどき読みかえして、自分の人生が一貫したものであること、自分の人生は自分のものであることを、確かめるためだけに書き綴った。書き進むにつれて図書館通いは頻繁になった。

すべての始まりは何であったのか、彼女はそれを知りたかった。また、そもそもどうして自分がこのようになったのか、いまだにわからなかったのだ。そのうち、自閉症ということばにいきあたった。ことばを真似ること、体に触れられることが我慢できないこと、つまさきだちで歩くこと、音が苦痛であること、ぐるぐる回ったり飛んだりすること、体を揺らすこと、繰り返しが好きなこと、すべて、本に書かれている、自分は自閉症だったのではないか。

彼らの方は、わたしが答えるのを期待し、待っている。（中略）

「一体おまえは何をしているの？」いらだたしげな声がする。

とうとうこれは何か言わなければならないと感じて、わたしは妥協することにする。そして誰に言うともなく、耳に入ってきたばかりのことばをそのまま口に出す。「一体おまえは何をしているの？」

「いちいち真似するんじゃありません」声は怒っている。

また何か言わなくては、と思い、わたしは言う。

「いちいち真似するんじゃありません」

ピシャッ。またもや平手打ち。どうして？　どうすればいいの？　わたしにはまるでわからなかった。

こうして人生における一番最初の三年半の間、おうむ返しの口真似だけが、わたしのことばだった。「世の中」というものの存在にも気づいていった。わたしは声の調子やイントネーションも、世の中で使われている通りに真似をした。だが世の中は、短気で怒りっぽく、冷淡で、容赦のないきびしさに満ち満ちていた。わたしはそんな世の中に対して、泣いたり叫んだり、無視したり逃げ出したりして応えるしかなかった。

少しずつ世の中が見えてくるにつれて、まわりが怖くなっていった。人々は皆、敵に見えた。そして皆、わたしに武器を向けているように見えた。だが、祖父母と父とリンダ伯母さんだけは違った。(『自閉症だったわたしへ』新潮社、一九九三年、一二〇頁)

この彼女の回想で使われている「世の中」は、母親と兄のことであり、彼女の乳幼児期において、話ことばを習得する環境はほとんどなかったのではないかと察せられる。このような環境の影響を受けて、彼女は通常の仕方で話ことばを獲得することはできなかったのだ。

彼女は、自閉症の本を読み進むうちに、怒りのような気持ちがこみ上げてくるのだった。自分の人生を嘲るかのようにいろどってきたかずかずの自分の様態。彼女の頭のなかには、そんな行動を矯正するという名目のもとに行われたさまざまな虐待の場面がよみがえってきた。

ただ一度だけでいい。なぜ自分がこんなふうなのか、客観的な意見を聞いてみたいと思った。彼女は書き上げた原稿を児童精神科医に読んでもらおうと決心した。

自分がこれまでずっと、きちがいだの、ばかだの、情緒障害だの、変人だのと言われてきたことを話し、「これを読んで、どうしてわたしがこんなふうなのか、教えてほしいんです」、机の向こうの専門家に向かって彼女は言った。

その先生からは、ほどなく返事があった。すっかり本に魅せられた。是非自閉症の専門家に読ませたいとのことだった。

彼女の原稿が本の形になることになった。今や彼女は、理解しよう、克服しようとこれまで闘ってきた彼女の問題についてことばを得たのだ。しかし、もしそれが、彼女がこうなったことに対して、自分自身だけでなく家族をも許す助けになるのでなければ、何の意味もありはしない、と彼女は考えた。

築けなかった話ことばによるコミュニケーション

話ことばを獲得できなかった彼女は、健全なこころも構築できなかったということである。

その後の彼女の人生が示しているように、話ことばを獲得できなかったため、人とのコミュニケーションを築けなかった。まさに多難な人生を送らざるを得ないことになったのである。

彼女は、人からあまりに近寄られるのは好きではなかった。触れられるなどは論外だ。触れられると、たとえどんな触れられ方であれ、痛いと感じた、痛いし、とてつもなく怖かった、と彼女は言うがそれは当然のことである。彼女は、そもそも母親や父親に抱きしめられたこともなかったし、また抱きついたこともなかったらしい。


人に寄ってこられるのが苦手で、人に近づかれるとほとんど反射的に後ずさりをし、最後は逃げ出してしまう。父によれば、これは彼女に対する母の接し方が悪かったせいだという。その頃家では、わたしは兄からさかんに「ばか、ばか」と言われていた。そしてわたしはその意味もよくわからないまま、そういう兄の口汚い言い方や態度をそっくりそのまま真似していた。すると、ピシャッ。いつも平手打ちがとんでくる。次第にわたしは誰に対しても反応しなくなり、ついには人がそばに寄ってくるだけで逃げるようになったのだ。

その反面、何かを好きになると、心が吸い寄せられるように魅了されて、そのままその物と一体になってしまいたくなる。人間にはなじめないというのに、物ならば、自分の一部のようにまでしてしまうのが、うれしくてしかたがない。

椅子が倒れる。彼女が椅子に向かってまっすぐに歩いて行ったからだ。ならば椅子は、彼女が触れたことを感じたはずだった。椅子にすわるとクッションが沈む。ならば椅子は、彼女がどれほどの重さか知っているはずだった。時々彼女は、椅子にすわるのが申し訳ないような気がした、自分を押しつけているような気がした。絨毯は、わたしが歩くとかすかにへこんだ。ならば、彼女がここにいるということを、感じ取っているはずだった。「こんにちは、絨毯」彼女は家に帰ってくるたびに、うれしく挨拶した（『こころという名の贈り物』、八六頁）

物だけでできた人のいない世界、事物と人の区別がない世界、予測できない動きがないだけに、人よりも事物に対しての方が安心感をもてたからだ。

セオ・マレクのカウンセリング

彼女は、教育心理学者のセオ・マレクにカウンセリングを受けることになり、三週間おきに会うことになった。

彼女は、言われたことを自分で繰り返してみない限り、以前は、人の言っていることの五パーセントから一〇パーセント程度しかわからなかった。したがって、他人のことばを、そもそも理解しようとは思わなかったと述べている。（同一二三頁）

マレク先生にカウンセリングを受けるようになって、意味とともに物事を聞き取る力は、この一年で飛躍的に伸びていった。そうしてそれとともに、人といる時でも安心していられるようになった。自分に確固とした力を感じるようになっていった。自信をもてるようになっていった。三カ月後に、ほんの一〇パーセント程度だった話ことばの聞き取り能力が三〇パーセントほどになった。こころのなかで繰り返すこともなく、その場でそれだけわかるようになった。そうして一年後には、直接五〇パーセントはわかるようになり、調子のよい時なら一対一の会話で慣れている声で慣れている環境なら七〇パーセントはわかるようになった。そして、自己と他者が同時に平等に存在することも身をもって経験した。どちらも消えていくことはなく、チャンネルが変わるようなこともなかった。人がなぜ会話を楽しむのか、彼女にはわかり始めていた。

彼女はやっと、世の中の扉を開ける鍵を手にしたのだ（同一二六頁）。

マレク先生への手紙の一部を紹介しよう。

人の言うことを何でも自分に向かって言い直していましたから、ことばを通して人に接近するということはまったくなかったのです。話す力はあっても会話をする力はまだまだです。

人は、そうした自己表現も話すことばもすべて意識的な分析なしで、一瞬のうちにそういうふうにできるのだと、先生は説明した。

わたしはいまでは、人の言ったことを自分に繰り返すことなく、聞けるようになっています。（失礼。「聞ける」ではなく「理解できる」です）。なんとかそうできるようになったのです。（同一二七頁）

ドナ・ウィリアムズの固有感覚異常

これまで彼女は、自分の体がどこにあるか、目で見たり耳で聞いたりすることで、物理的な身体感覚を外側から感じることはあった。しかし内部で感じる感覚の方は、他のあらゆるものと同様、「モノラル」だった。

たとえば、自分の脚にさわってみる。すると手か脚かどちらかに感触が残るのだが、同時に両方ともに感じることはないのだ。体に対する感覚は、このようにどこもばらばらで、まるごと全部を感じとれることはなかった。彼女はその時々によって、腕しかなかったり、脚しかなかったり、鼻しかなかったりするような感じなのだ。どこか一部がとても生き生きと感じられることはあるのだが、その部分がつながっている他の体の部分は、まるでテーブルの脚のように無感覚で、死んでいるのも同然だった。それでもこれが自分の体だとわかるのは、その感触と、体温からだけだ。

彼女が、自分の体に触れて楽しむようなことがないのも、触れられることにほとんど関心がないのも、主に原因はここにある。予期しないときに、彼女を消耗させるような、あるいは体全体を巻き込むようなやり方で触れられることについては、とくにそうだ。というのも、彼女にとって、そこには何の意味もないからである。ただ、死んでいるようでしかない自分の現実と、身体の上では部分的でしかない自己というものに、繰り返し繰り返し直面させられるだけなのだ。そして、そこから、居心地の悪い決まり悪さと恥ずかしさとが、わき上がってくるばかりなのだ。

しかし彼女は、触れること、触れられることの役割と意味について考え、練習をし、今では、そうした役割としての、あるいは一般的な原則としての触れ合いなら、受け容れることができるようになっている。あと残っているのは、触れ合いを「感じる」ことと、「望む」ことだ。
これまで彼女は、自分の手や背中や首筋の、過敏な感覚を少しでもやわらげようと、努力してきた。（中略）そこで彼女は、ばらばらにしか感じなくなってしまうことの多い脚や、手や、顔や、胴体について、今度は内部的な感覚を得ようとしてみた。彼女は自分の体を、ボディブラシでこすってみた。涙があふれ出た。でも何も感じなかった。体は自分のものであるのにそうは思えなくて、胸を刺されるように悲しかった。それでも彼女は、こすり続けた。（『こころという名の贈り物』、新潮社、一九九六年、二八二—二八三頁）

このように、ドナ・ウィリアムズは自己身体の境界を感じにくい、あるいは運動感覚を自分のものとして気づきにくいのである。

身体感覚のなさを補ってくれたのも、鏡だ。鏡に映っているのを見るまでは、わたしは自分の手足だの頭だの胴体だのがどこにあるのか、うまく感じとることができなかった。それを鏡は、組み立て直すように縁取って、具体的に見せてくれた。実際に目の前に見えるのだから、この時ばかりは「世の中」に対するわたしの不信もやわらいでいく。(『ドナの結婚――自閉症だったわたしへ』、新潮社、二〇〇二年、一九頁)

しかし、恋人イアンとのあいだに築かれた視線触発によって、鏡ではなく、情動性と運動感覚を組み合せた真の身体表面と自己感を新たに創り出していくのである。

鏡にたよらないようにすればするほど、自分の内部の身体感覚に、一貫性が生まれるようだということにも気づき始めた。それまでわたしは、目に見える体のイメージのほうにたよりすぎて、現実の身体感覚にはまるで無頓着だったのだ。(中略)

鏡をのぞき込んでいた頃、すぐに「消えて」ばかりいたわたしは、周囲からだけでなく、自分自身の感情からも切り離されてしまっていた。それが鏡なしでいろいろなことをするようになった今、「感情」は、なくなってしまわない。その感情が何なのか、いまだにわからないことが多いとしても。

鏡の像はわたしにとって、赤ちゃんの安心毛布のようなものだった。それがなくなっても、今は、しなくてはならない仕事があり、イアンがいる。(同二〇頁)

ところで彼女は、なぜこのごろ「消えてしまおう」としなくなったのだろう？　イアンのコートに身を包んで、家の中を歩きまわりながら考える。

イアンに初めて会ったのは、ピアノを売っている店に行ってみたときのことだった。そこで彼が、店員として働いていたのだ。最初の五分で、「この人は私と同じ」とわかった。背が高く、痩せていて、やさしいけれど神経を張りつめているところがあって、素朴なようなのにとても複雑な、少年と青年の間にいるみたいな人。知り合ってからこれまでの数か月で彼女とその人との絆は、仲間としてのものからさらに特別なものへと育っていた。「消えてしまう」というのは、自分自身の感覚がなくなってしまうことだ。前の本二冊を書いてから、大きく変わったことのひとつだ。感情も感覚も何もかもが真っ暗に遮断されて、大波にのみこまれていくようなあの瞬間。「世の中」すべてがちぐはぐになり、押し流されて、何キロも何キロも自分が遠のいていってしまう――。それがもう、ほとんど起こらない。（同一七―一八頁）

イアンと彼女の強迫観念と儀式的行動は、二人一緒に生活していると、衝突する。そこで、ひとりの人としてのプライバシーとふたりきりになれる場所を求めて、家さがしに奔走した。

彼女とイアンは、ずっと、強迫観念に打ち勝って、自分で自分をコントロールできるようになるのは素晴らしいことだと思っていた。そうすれば、自然な自己表現ができるようになるのだろうとも思っていた。それなのに、そこに待ち受けていたのは、思いもかけない事態だった。

防衛心と本来の自分とは、別のものだと意識するようになったために、防衛心からくる反応や動きが、ことごとく妙なとぎれ方をするようになってしまったのだ。まるで、誰かに突然スイッチを切られてしまうみたいに。それはだめ、と出し抜けにどこかから声がして、自分の動きに気づいた時には、もうすべてがその場で止まっている。そもそも自分とその動きの間には何のつながりもなかったのに、ただ動きさえ真似していればそれが自己表現になるのだと動いていた腕自体が（あるいは腕を動かした脳の一部が）まちがって信じ込んでいたかのようだ。

それから数時間、彼女とイアンは、彼女の体と彼女とを、なんとか和解させていった。そうして彼女は、ベッドの表面をつたって腕と足を動かすことならできるようになったのだ。だが、助けなしでひとりで起き上がるという複雑な体の連携は、まだできなかったし、声も、相変わらずどこかに行ってしまったままだった。

「『はい』なら一回、『いいえ』なら二回」イアンは、コミュニケーションの手段として、まばたきを使うように教えてくれた。

それから三日間、彼女とイアンは、電話線を抜き、缶詰のスープを食べて暮らした。ドアの外の世界は、存在しないも同然になった。

思えばことばを話し始めた子どもの頃、彼女は簡単な単語を口にすることなく、いきなり複雑な文章まるごとや、会話そのものを再現するようになったそうだ。しかもそれらは、アクセントにいたるまで、聞こえたとおりだったという。

だとしたら、今彼女が探している彼女自身の声というのは、もしかしたら、そもそも一度も発せられたことのないものなのではないか。ずっと自分の声だと思っていたものは、そうした周囲の人たちの物真似の、積み重ねにすぎなかったのではないか？　もしそうだとしたら、その物真似のデータベースを自分の中から排除していったのは、ことばの自殺に等しかったわけだ。

以前の、何でも自動的、機械的にできる能力への手がかりを、彼女は探してみた。でもそれは本当の自分のものではないというかどで、彼女の中のパソコンが、ファイルを消去するみたいに捨て去っていた。そしてパソコンは、自動消去を繰り返し、彼女には、消さ

れた後を埋める新しいファイルが何もない。（中略）
それから一週間のうちに、奇跡が起こった。ことばはまだ不自由きわまりなかったが、彼女とイアンは、これまで生きてきて一度も手にしたことのなかったものを、ついにつかんだのだ。それは、自分の行動の主になることと、自分の意思をコントロールすること。（中略）彼女は、一日中、自分の意思で手足を動かす練習、声を出す練習をした。自分自身の耳で自分自身の声を聞くことも、頭と心に自分自身の声というものを刻みつけることも、彼女は二八年間、できないままで生きてきたのだ。しかしそれが可能になった今、本当の「自分自身」が聞こえないというこれまでの苦しみからも、逃れることができそうに思えてくる。
その晩、彼女は夢を見た。夢の中でも彼女は、手に入れたばかりの自分の声で話していた。その声が、彼女の耳に響いていた。（同一一九―一二一頁）

藤家寛子の場合と同じように、(注八)ウィリアムズも自閉症の戦略としての疑似多重人格から、意思の力で抜け出し、キャロルやウィリーなる仮面を捨てることができたのである。

Ｖ章　高機能アスペルガーは話ことば獲得障害で起こる

高機能アスペルガー障害者は、話ができるのではないか。それなのに、なぜ自閉症は言語獲得障害によって生じるというのかという疑問に対して、フローベール、ウィリアムズの話で、ご理解できたのではないかと思う。くわえて、高機能アスペルガー障害であった、藤家寛子、森口奈緒美、泉流星、ロビン・Ｈ、グニラ・ガーランドの手記を紹介し、高機能アスペルガーのさまざまな様態を話ことば獲得障害との関連において述べたいと思う。

『他の誰かになりたかった――多重人格から目覚めた自閉の少女の手記』

高機能アスペルガー症候群であった藤家寛子の著書である（花風社、二〇〇四年）。

離れに閉じこもりがちの祖父と、一歳程度で絵本を一人で読む「小さな文学的生命体」だった幼き頃の藤家寛子。

「お前、本がそんなに好きかい?」と祖父が彼女を部屋に招待してくれたその日から、彼女と祖父の小さくとも温かい毎日が始まった。

彼女は幼少時代の時間を、ほとんど両親とは触れ合わずに過ごしたような気がしていた。同じ家に暮らしてはいたが、二人ともとても忙しかったからである。父は若くして責任のある仕事を任され母も自分の仕事をしていたし、祖母も祖母の兄の病院で事務をしていた。常に忙しい人たちだったので、彼女は必然的に祖父とばかりの時間を過ごしたのである。

彼女は、子どもどうしで遊んだという経験がほとんどないようだ。

話ことばは、親子、子どもどうしの共同生活で共有の経験をしながら、獲得していくものである。いろいろな状況・情況で親や兄弟姉妹、友だちのことばを覚え、動作・行為も真似して習得していく。この共同生活によって、ことばのみでなく社会性も築いていくのだ。そうして、ことばを獲得しこころをつくっていく。

読み書きことばを学習する前に、話ことばを親や子どもどうしで共に生活する中で獲得し覚え、社会性・こころをつくらなければならない。これができないで、読み書きことばでことばを覚えようとすると、高機能アスペルガー障害になるといってもよいのだ。

藤家寛子の乳幼児期は、親や子どもどうしの接触がほとんどなく、読み書きことばの習得が先行したようだ。社会性を養う経験となる対人関係がほとんどなかったのである。

藤家のことばの獲得は、会話を通してではなく、読み書きことば、すなわち文字の形を記憶してそれが指示するとされる対象・行為を対応させて記憶する。ことばは、発話の運動感覚に浸透したものとして構築されていないので、返答に時間がかかったり、何度も聞き返したりしなければならない。

祖父が他界したあとも、両親が多忙なことに変わりはなかったので、彼女はそれまでの人生をおおむね独りきりで過ごしてきたような感じをもっているようだ。いうまでもなく、その後誰の影響を受けるわけでもなく、彼女は「小さな文学的生命体」から、「小さな利口で生意気な文学的生命体」に育っていくのである。彼女の両親は子どもに関心のある人ではなかったようである。しかし、両親だけに原因があったのではなく、両親が子どもと関わりのない生活を送っていることに、彼女も何の疑問も抱いていなかったようだ。むしろ、放っておいてもらうのは助かるとさえ考えていたようだ。

・広汎性発達障害の特徴

相手の多様な感情を、自分にわかる単純な感情に還元する場合、アスペルガー障害や特定不能（診断基準の一部のみを満たす自閉度の弱い一群）を含む広汎性発達障害の場合は、喜怒哀楽といった大きな区分の感情は自他について了解しているが、それ以上の細かいニュアンスの感情理解が苦手であることが多い。

そのため相手の感情を誤解し、自分の感情もつかめないことがある。とりわけ相手や自分の複雑な感情を、怒り・憎しみや愛情といった比較的単純な対人感情へと還元することが多いようである。親切にされると簡単に恋愛感情を向けられたと思いこんだり、次にニュートラルな態度に変わると「嫌われた」と思いこんだりする。一見恋愛妄想や被害妄想のようにみえるが、実際には視線触発の組織化の困難に由来する。なおこの場合、いじめや家庭環境の問題で、幼少時から苦痛を伴う関係を繰り返している場合があり、発達障害に由来するメカニズムと外傷体験のパターン化が混合していると思われるケースもある。

自閉症児は情動的な触発が弱い上、感情と運動が浸透しにくいので、定型発達とは異なる戦略を使って感情を理解しようとする。健常者では、情動性と運動の浸透を直接、前概念的に感じとるが、自閉症者の一部は、表情と感情を記号として扱い、顔のパーツの形と単純な、うれしい・悲しいなどの感情の概念の対応関係をパターン的に暗記する。運動感覚と情動性が、自ずと組織化し感じとられる図式化に代わって、顔のパーツの形や運動の知覚と、暗記した感情の一覧表を野球のサインのように対応させる方法である。事実、藤家は感情と顔の形の対応関係の一覧表を作って対応していたという。（同八一頁）

これは、図式化という「表情を視線触発に基づく情動性と運動感覚の組織化の運動として受け取る」という定型発達のやり方とは異なる方略をよく説明している。藤家は微細な視覚能力を生かして、顔の形の変化に対応する「感情」を類推するのである。

私は毎日、人の表情と声とを手がかりに生活をしているわ。皆さんが考える「表情」と「声」とは少し意味合いが違うかもしれないわね。私の言う「表情」はもっと緻密で顔の筋肉の些細な動きまで含んでいるの。「声」は大抵の場合、大きさがポイントになるわ。リズムやアクセント、声の線の太さといったものも重要な手がかりね。

だけど、「声」を頼りにする時は、ある程度余裕がある時でなければならないわ。私は人の「声」を聞いたことがなかったと、最近になって判明したの。お医者様はビックリ。当然、私もビックリ。「声」の響きは人によって違うけど、私は内容を聞き取るだけで精一杯だったから、その人がどんな「声」を発しているか確かめるまでに至っていなかったのね。

確かに私は誰かが何かを言ったとき、そっくりそのまま心の中で繰り返さなければ頭に入れることができなかったわ。（同七九頁）

と言っているが、彼女は感情を読みとるのが得意なわけではない。

「私は人の表情を読むのが苦手でいつも困惑してしまうの。（……）不機嫌は怒ると似ているから、私は勘違いをしてばかりだったわ」と言っている。（同八〇頁）

彼女には、五感の異常がすべて認められる、人の顔を識別するのがとても苦手。普通の人が「誰々ってあの人に似てるわよね」と思うようなとき、彼女には全く同じ人に見える。その「誰々」と「あの人」が同時に目の前に現れない限り、彼女は二人が別人だとは思わない。彼女は人の「顔」というより目や鼻のついているバランス、表情筋の動き、眼球の動き、そういうもので「顔」を見ているらしいから、世の中には同じ顔をした人がいっぱいいると感じているようだ。

身体感覚が普通ではない。

嗅覚は犬並みに利く。聴覚は鋭敏で、大きな音が苦手。バイクの集団が近づいてくるとき相当前からわかるという。車やバイクのエンジン音、小さな子どものかん高い声、突発的な笑い声など大きな物音、声は、かんしゃくを起こす原因となる。こそこそ話も聞こえるが、また極端に聞こえないときもあるようだ。

触覚は、火傷や怪我に気づかないときがあるくらい鈍感であったり、洋服のタグや雨に当たったら痛い、風で耳が痛い、風の音は怖いとか過敏なときもある。

視覚にも容量があって、一度に多くのものを見過ぎると脳内回線がフリーズして動けなくなるという。彼女は、東京丸の内で突然失明状態になったエピソードを述べている。結婚式を挙げている人を見ていたらフラッシュが焚かれて、数十分間盲目になってしまったという。彼女は、感覚刺激を受け入れる際のキャパシティが小さいので、受け入れられる刺激の量や質が限られているらしい。感覚がつらい場面だけでなく、つらくなるかもしれない場面でも情緒的に反応する傾向がある。これは感覚調整障害に伴う感覚過敏への情緒的な反応と考えられる（参考文献二）。

子どもどうしでお互いに真似をしながら遊んでいないと、体のどこに何があるかがわかる脳内にある体の地図のようなもの、身体図式が育たない。したがって、彼女の場合は、人の格好の真似は難しい。

・間身体的なリズムの欠如

親子のあいだで相互模倣ゲーム、視線触発の欠如があった自閉症者は、いかにして身体的な対人関係の次元に参入できるのか、そしてこの次元においていかにして運動感覚と情動性の浸透が成立するのかという点で困難を抱えており、言語使用においても、同様の困難をもつ。この間身体的な運動感覚と情動性の相互図式化の問題、つまりリズムの問題といってもよいのである（参考文献四）。

普通、語彙、文法、論理構造は、会話における対人関係で働く感情、そして習慣性に基づけられるが、アスペルガーは知覚と結びついているのである。

彼らは異文化に住んでおり、現実は理解不可能な文化的違和感の総体である。しかし、自分の文化は周囲に理解してもらうことができず、文化が違うということすら知られていない。また、自分でも異なる文化を生きていることに気がついていないまま、ズレからくるトラブルに苦しんでいる。

そして、普通からの違和感として自己を生きている。普通とは異なるという現実があり、しかも何が普通かがわからない。二重に疎外されているのである。前著で述べたように、話ことばを普通に獲得していくことにより、こころが形成されていくのである。この定型発達の話ことばの獲得とこころの形成という根源的なことが、あまりにも当たり前すぎて、自閉症専門家は理解できないようだ。

毎日はまるで「狩り」のようでした。得体のしれない生き物の私を狩猟者たちが追いかけてくる。とうとう追い詰められ、狭い現実世界の中で逃げ惑うことにも限界が生じましたので、（中略）空想の世界の方に逃れることにしたのです。もう一人の私で生活をすることは、正直なところ本当に楽なことでした。彼女はとても行動的で物怖じせず、何もかも完璧にこなせる女性です。（中略）私が放棄した醜い感情を一手に引き受けてくれた彼女は、休むことを知らず、精神の限度を超えてしまうことがありました。その度にいつもは内側にいる私が姿を表し、涙を流すことで内に溜まった熱を冷ましていましたし、自らの衝動に呑み込まれてしまいそうになる弱い私を、彼女は必ず引き止めてくれました。

私は自分の中の殺意に負けるのではないかと怯えていた時期があります。この手でいつか家族を殺す日がくる。（中略）私の中で家族に対する憎しみは、そんなにも大きくなっていました。（中略）私が理性を失いつつあると知っていた彼女は迷わず入院することを決め、（中略）大学一年の夏のことでした。

入院生活自体は長くはありませんでした。しかし、その間、私は一歩も病室から出ず、ただひたすら、自分の中の殺意と葛藤を続けました。一日中枕に顔を押し当て、声を押し殺して叫び、部屋の中を何度も何度も徘徊して泣き続けました。入院生活の間、もう一人の私は一度も現れませんでした。なぜなら、この地獄を乗り越えなければいけないのは殺意を抱えている方だったからです。そんな恐ろしい感情を抱えているのが本来の私の方だったとは、自分でさえもその時まで気づいていないことでした。（中略）

こうして二二歳のある日、私は突然我にかえりました。それは、十何年ぶりの本来の「私」に戻った瞬間でした。ひどく妙な感覚でいっぱいだったのを覚えています。確かに生きてきたはずなのに、昨日まで何をしていたのか思い出せず、気がついたら二二歳になっていたのです。（同一四一—一二八頁）

自閉症の戦略としての疑似多重人格の場合は、副人格はあくまで仮のキャラクターであって、本人の感情の一部・断片をなしているのではない。分裂しているのではなく、本当の自分は隠れていて、副人格はその周りで借りてきた仮面をかぶっているのである。それゆえ、自分の意志の力で回復することは難しいいわゆる解離性同一性障害（多重人格）とは異なり、意志の力でこの仮面を捨てることができたのである。

『変光星――自閉の少女に見えていた世界』森口奈緒美著、花風社、二〇〇四年

日本で初めての自閉症者の手記である。

一九六三年春、福岡市の公立病院で生を受ける。大事をとって母が公立病院に駆け込んだにもかかわらず、当直の医師は不在で、看護婦だけの状況で、難産の末に仮死状態で著者はこの世に誕生する。

出生後すぐに大阪に転居し、ここで乳幼児期を過ごす。このころから著者は母親になつかず、押し入れで一人の世界に閉じこもったり、多動のために、電車内でのパニックや、脱走経験をして警察のお世話になることもあった。（『変光星』の続編である『平行線――ある自閉症者の青年期の回想』プロローグより、ブレーン出版株式会社、二〇〇二年）

物心ついた時、私は自分の世界の中に住んでいた。そしてかなり長い間、その中だけに

とどまった。幼児というものは誰でもそうであるらしいが、私の場合は、それが異様に長かった。それは、〝閉ざされた世界〟などとよく言われるような、容易なものではなく、いろいろなものが何もかも、ミクロの世界の一点に、凝縮して詰まっていた。
零歳から一歳、二歳と成長するにつれ、そのシャボン玉も、わずかずつながら容積を増していった。そして私はずっと、そのおぼろげな仕切りの中の小宇宙に、自分の意識を傾け続けていた。そこはまるで夢のような素敵な世界で、さまざまな音色が聞こえたり虹のマーブルのような綺麗な色が見え隠れしていた。
赤ちゃんにはよく、視覚的に訴えるいろんなおもちゃがあるが、いつまでも私はそれを手でぐるぐる回したまま、手放そうとはしなかった。ところが授乳の時となるとまるで逆様だった。（中略）母は私に哺乳瓶を持たせようとしたのだが、なぜか、手を離してしまう。母親にも自分から抱き着かない。どうやら生物にとって一番基本的な本能が欠落しているようだった。（『変光星』一八頁）
彼女のことばは標準よりはやや遅かった。しかしいったん発するや否や、それは恐ろしく乱暴な言葉遣いとなった。それは毎晩泥酔して帰宅する父の言葉をそのまま模倣したもので、

「貴様」「てめえ」は日常茶飯事だったし、自分のことも「オレ」と呼ぶ始末だった。

やがて「ナオちゃん、自分のことをオレと呼ぶのはいくらなんでもおかしいから直しなさい」と、どこからか聞こえるようになった。言うことを聞かなかったからではなく、彼女の言語は一方通行で、母や外部の声は聞こえても、頭の中を素通りしたまま、意味のある言葉として通じていなかったからだ。

母子の相互模倣ゲーム、視線触発の十分な経験がおそらくなかったのではないかと考えられ、ミラー・ニューロン回路の機能不全があったようだ。泥酔時の父の言葉のインパクトがあまりにも大きかったようであり、彼女は一人だけ違った言葉で話すことに、妙な優越感を感じていた。自分のことを、女の子だという意識はまるでなかったらしい。

母親の声は聞こえていたのだが、意味をもったことばとして聞こえていなかったのは、母親の運動や感情が彼女の体において直接体験される、視線触発が母子の間で実現していなかったからである。

会社のマークやロゴタイプは一目で覚えるのに、人の顔はわからず、せいぜい大人と子供の区別ぐらいで、彼女にとっては、園長も先生も園児も大差なかった。

人の顔を覚えることができないということは、相互模倣ゲームを母子で十分経験しておらず、表情の視覚分析に関わる上側頭溝の働きが未熟だったと考えられる。

・母の認識

ある日のこと、母が大きな緑の紙を広げ、そこに鉛筆で何かを書き始めた。彼女は家でも母をてこずらせることが多かったが、何か面白いことが始まりそうで、様子を眺めることにした。母が描いている間、彼女もまた、夢中でそれを凝視していた。最初は直線や曲線のわけのわからないものばかりだったが、しばらくすると、輪郭も見えだし、「絵」を描いているのだということがようやくわかった。早く色を塗らないかと待ち遠しくて堪らず、作品が出来上がるまで、彼女はじっとそこに立ったままだった。

そこにはアニメのキャラの「孫悟空」の絵が、ものの見事に描かれていたのである。そして、エアブラシを使って、型紙を置き換えながら、彼女の大好きなお星様を、孫悟空の頭上にいっぱい散りばめてくれた。

次々と現れる星の姿はまるで手品のようで、この時に生まれて初めて、彼女は「母」を認識した。そして、その母を、とても好きになった。それまでは母の存在など、全く眼中になかったのだ。

その作品は、幼稚園の作品展用に描いたらしいのだが、彼女があんなに長い時間、ずっと静かにしていたのは、母にとっても予想外で、それが、初めてのことだったらしい。

生まれて初めて母親を認識したというのは、乳児のとき、親子の相互模倣ゲームが不十分であったため発達しなかったミラー・ニューロン回路が蘇ったのではないか。すなわち、不十分だった視線触発があたかも触発されたかのようである。

「ナオちゃん、一番星があるわよ」

「ほんとだ。あっ、二番星もある、三番星もある」

海辺の砂道を歩いていた時、これまでの絵本で見ている星ではなく、本物の星を見上げた時、生まれて初めて、「知覚」しながら、自分の母親とこの会話をかわしたことを覚えているのだ。自分がナオちゃんと呼ばれていることは、すでにわかっていたのだが、それまでは呼ばれてもロクに振り向くことも知らない子だったのだが。

普段は、日没までに家に帰っていたので、満点の星空を見ることはあまりなかったが、後から思うに、ある種のイメージが、自分を星空へと導いていたように思えてならないと彼女は言う。

乳幼児期は色と音の世界しか実感として感覚していなかった彼女。

生まれて初めて、「知覚」しながら、自分の母親とこの会話をかわしたことを覚えているということは、これまで視線触発に触発されていなかったということになる。すなわち、母子の共感・共鳴の世界で、母子が同期してことばを獲得していっていなかったことになる。リズムこそが、声の次元において間主観性を支えているのであるから、リズムがつかめないとうまく他者、母親とも意志の疎通ができていなかったと思われる。

われわれは生まれたときから社会的な存在であるから、人間の環境さえあれば、大人が無理に意図的に働きかけたり教えこまなくても、ことばの世界が開けてくるものである。ただ不幸にして、彼女のように周産期に問題があり、物や人への働きかけの力が微弱なまま生まれ育つ子どもが、ごくわずかだが存在することは事実である。この子どもたちに対して、発達の遅れた子、あるいは障害をもつ子ととらえるかどうかは別として、大人の手厚い働きかけが必要不可欠である。相互模倣ゲームを乳児にオーバーなくらい働きかけることが望まれる。

三〇代半ばでアスペルガーと診断された泉流星

三〇代半ばになって、高機能アスペルガー症候群と初めて診断された、泉流星の著書『地球生まれの異星人――自閉者として、日本に生きる』（花風社、二〇〇三年）を考察しよう。

ほんの三歳にも満たない頃、強く彼女の記憶に残っているのは、二種類の音である。

一つは掃除機の音。あのキーンと通るガーガー音には今も耐えられない。脳にしみこんでくるようで、身震いするほど嫌いな音。彼女は掃除機にスイッチが入ると、とたんに家中を逃げ回っていた。今でも、彼女はほとんどの床掃除をフロアモップと粘着テープですませ、極力、掃除機のスイッチには触らないようにして暮らしている。

もう一つの音はモーツアルト。モーツアルトの音楽は、彼女の中に特別な心地良さを呼び起こしてくれる。

そして、やはり三歳の頃、テレビで本物の戦争を見たことも鮮烈に憶えている。ベトナム戦争。戦場からのリポートだった。ほんの子どもだったけれど、彼女には、映画と現実の区別はちゃんとわかった。人と人との殺し合い。それが生放送で我が家の居間に流れている。強烈な衝撃だった。泣いたり騒いだりはしなかった。私はただ黙って静かに凍りつき、現実を頭の中に刻みこんだ。感情のシャットアウトが起きたのだった。（同一三頁）

彼女の記憶はかなり幼い頃から鮮やかだ。自閉症スペクトラムの人々の多くがそうだという。

父は、公立中学校の教師、生真面目で頑固な人。母は、堅苦しい父とは対照的に絵や音楽や手芸などを好む愛くるしい下町娘。母は父の教え子の一人。卒業後、偶然近くに住むようになってロマンスが生まれたという。一五歳の年の差カップル。乳幼児期、とにかく静かな赤ん坊だったという。両親は、「スポック博士の育児書」を持っていて子育てはスポック流。幼児期からずっと独り寝。父によると、両親にはよくなついていて、喜んで膝に乗りにきたり、抱っこされたりしていた。寝るときにお決まりのぬいぐるみなども必要なかった。

ことばは少し遅めだったが、二歳頃にはしゃべりだした。母が熱心に読み聞かせをしたそうで、三歳頃には字を覚え、幼稚園の頃には手当たり次第たくさんの本を読むようになっていた。じきに小学校低学年向けから高学年向けの読み物を読むようになった。

父が熱心に英語を勉強していた、彼女は絵のまったくない英語の本を何時間もあきずに眺めていて親を驚かせ、少し気味悪がらせた。今でもそうだが、文字のそれぞれ独特の形、それらが本に整然と並ぶさまを見るのが好きだったという。

近所に小さい子どもはほとんどいなかった。少し遠くの児童公園には女の子も来ていて、ときには一緒に遊ぶこともあったが、彼女は出会った子の顔や名前を憶えておけなかったので、ある日一緒に楽しく過ごしても、たいてい一度きりで終わってしまった。今でも人の顔を覚えるのがひどく苦手だ。実際に合った人の顔が覚えられない。今でもよく友人の写真を撮って顔を覚える。相互模倣ゲームや視線触発が十分身についていなかったようだ。したがって、表情を認識する下側頭溝と、他者と自分の運動を結びつけるミラー・ニューロンがある上前頭回の回路不全を起こしていたようだ。

父からは、人と違ったことをしなさいといつも言われていた。人と違ったことをするようにいつも心がけることは、リズムを人と併せることができなくなるのではないだろうか。

リズムこそが、声の次元において間主観性を支えているのであるから、リズムがつかめないとうまく他者と意志の疎通が行えない。リズムは個人の情動性と運動感覚の図式化であるだけでなく、複数の人間のあいだで運動感覚と情動性の間合いを図式化する。図式化は間身体的なものである。リズムに基づけられないかぎり、言語はコミュニケーションの手段になり得ない。したがって、彼女のように、話ことばではなく、読み書きことばを通してことばを身につけた場合、ことばはコミュニケーションとして成立しづらいのである。

口で説明されても、私には話ことばをうまくつかむことができなかった。普通の人が日本語を聞くときでも、中身が非常に専門的で高度な話だったり、音量が不安定で音が大きくなったり小さくなったりすると聞き取りにくく、まるで外国語のように聞こえたりするのではないだろうか。話ことばがうまくつかめないというのは、そんな感覚に近い。ことばには違いないはずなのに、ときとして意味のない音の連なりのようにしか聞こえてこない状態だ。(……中略……)本を相手にしている方がずっとよかった。印刷されたことばは常にそこにあって、不変で安定しているからだ。(同四六頁)

診断がついたのは、三〇代半ばになってからのことだ。それまでの彼女は、単に非常に風変わりで奇妙な人間、時に厄介で迷惑な人間だと思われてきた。幼い頃から自分がどこか他の人々と違うという違和感は常にもっていたものの、具体的にどこが違うのか、それはなぜなのかについては、ずっと謎のままだった。周囲の世界のとらえ方、感覚や思考のパターンなどが普通とは異なっている、簡単に言えば、普通の人とは別の世界に住み、異なる文化をもっている、学校でもクラスから浮き上がって孤立していたり、他人の気持ちがわからず一人よがりに振る舞ってしまったり、自分の熱中している趣味に強いこだわりをもち、一方的にその話題をしゃべり続けたり、といった態度をしばしば見せて周囲を戸惑わせる。

彼女のように軽度とされる場合は、外見上特異な点があまり目立たない。そのため、世界のとらえ方そのものが他の人々と違っているという根本的な原因よりも、表面的に現れる不具合、例えば突飛な行動で人のひんしゅくを買うとか、人と会話がかみ合わないとか、失礼な言動をして人を怒らせてしまうといったマイナスの現象だけが注目されてしまい、単なる人格や性格の問題ととられてしまうことが多い。実際には、見えている世界そのものが違い、感覚も思考も異なっているので、何とか周囲に合わせてあまり目立たずにいることそのものが、相当な努力の成果なのだけれど、そうした困難さが理解されることは残念ながらあまりないのである。

彼女は、人の表情や言外の意図を読むことができず、場の雰囲気を感じることもできない。他人の微妙な表現がわからないというのは、周囲に配慮したデリケートで適切な表現の仕方が学べないことでもある。そのため、彼女は対人関係や社会適応の面でたびたび問題を起こしてきたのだが、そうやって「世の中」で失敗するたびに、人格そのものを疑われ、性格の悪さを指摘され、自分を否定され続けてきた。

彼女は、今でも、度重なる挫折でひどくもろく壊れやすくなってしまった内面の自尊心と、拒絶や否定から自分を守るために身につけた、タフで時に攻撃的な外面とのバランスを、うまくとることができないでいる。彼女にとって、「世の中」のすべては、「不安や恐怖をもたらすもの」と「辛うじて不安を感じさせないもの」の二種類しかないように感じられ、心は常にその間で不安定に揺れ動いている。不安がつのると防衛本能が働いて攻撃的になり、それが怒りへ、さらにひどくなるとパニックへとエスカレートしてしまう。

・誤解や行き違いがわからない

定型発達が人口のほとんどを占める社会の中で生きるのであるから、彼女には、当然ズレから生じる問題が生じる。定型発達の言語習慣は、高機能アスペルガーが共有しにくい対人関係や情動性の機微に支えられており、あいまいな表現が多用され、彼女にとっては、理解しがたいものであることが多い。

現実は、言語的・文化的に次元化しており、理解不可能な文化的違和感の総体である。他人は理解し得ないものだという不可知性が前提で、コミュニケーションをとる仕組みが存在する。その上で、人格という概念が成立している。つまり誤解や行き違いは、人間関係につきものである。ところが、自閉度の弱い特定不能の広汎性発達障害の人の場合、もともと文脈を定型発達の人と共有しないので誤解を生じやすい上に、了解不可能性を基盤として人格を成立させていない可能性がある。つまり他の人の内面性は知り得ないものだということがわからないので、相手は自分のことをわかってくれていると思いこんでいる。そして相手のことばを文字通りの仕方で真に受ける。誤解があったとわかったときに、ちょっとしたことばの行き違いでも、「裏切られた」と感じやすい。少なくとも対人関係上の誤解に対するストレス耐性の低い人が多いのは事実である。

高機能自閉症、ロビン・Ｈ

ＩＱ一三〇という非常に高い知能をもった高機能自閉症であり精神科医である女性が、ロビン・Ｈのペンネームで書いた『無限振子――精神科医となった自閉症者の声無き叫び』（協同医書出版社、二〇一一年）を考察しよう。

生後八ヶ月頃までは、私は全く手のかからない子供でした。放っておけば自分からは何も要求しないのですから。もしも私が第一子であれば、この時点で母はおかしいと思ったかもしれません。でも、私には三つ上の姉がいます。二〜三歳児頃は、かなり目の離せない時期でしょう。だから母は、放っておける私を有難いとしか思わなかったようです。しかも私は生後二ヶ月の時、関西から東京に転居したために、乳幼児健診は全く受けていません。

生後八ヶ月頃から、私は母たちから言わせると、猛烈な「人見知り」をするようになりました。一人で別室に置いておけば、私は居るか居ないか解らないほど、静かに過ごしていました。でも、その部屋に一歩でも他の人が入ると、火がついたように泣きだしました。（中略）私は一人で別室で過ごしていた時のことを、鮮明に憶えています。まだ、お座りと這い這いが、やっとできる頃のことだったと思います。私は、絨毯の唐草模様に似た模様をずっと指でなぞっていって、いつまでも連続して続くその模様に没頭して、とても満足していた……。

私は、話ことばの発達も遅れていました。でも、オウム返しやテレビでやっていた言葉をそのまま言うことはできたのです（それも四〜五歳頃からです）。いや、それ以上に恐らく激しい「人見知り」に皆が気をとられていたせいが大きいかもしれません。単に「無口な子」と思われただけで、ここでも異常に気付かれることはありませんでした。（中略）一方、文字を読むことについては平均より、かなり早い時期にできていたようです。

幼児期の私は、全く家から外に出たがろうとしませんでした。無理に外に出そうとすると、私は「おひさまとぶーぶーがこわい」と言ったそうです。些細なことに聞こえるかもしれませんが、今この言葉を考えると、とても切ない気分になります。この言葉は私の感覚過敏を正に表わしていると思うからです。太陽の光、交通の騒音、これらは視覚過敏や聴覚過敏を持つ者にとって、とても辛い刺激です。遅れたことばで、やっとのことで伝えた初めての苦痛の訴えが、上記の拙い言葉だった訳です。（中略）
母から怒られるのも怖かったし、暗闇も怖かったし、眠るのも怖かった。私が唯一、自分で自分を落ち着かせる方法が、親指をしゃぶりながら残った指で自分の瞼を触る事でした。怖くて怖くてパニックになりながらでも、そうすると、いつの間にか眠りに落ちる事が出来ました。（同書より抜粋）

このような乳幼児期を送った彼女は、母親との間に相互模倣ゲームが成立していなかった可能性が考えられ、また同じ年頃の子どもたちと遊ぶ経験をほとんどしていない。もちろん、親子の共感・共鳴の関係ができていない、話ことば獲得の課程を十分に踏んでいないので、範疇的汎化、論理的汎化という言語システムの基礎ができていない。

また、同年代の子どもたちとの交流経験の積み重ねが欠如しているので、一人称の人というものが構築されていない。したがって、自分自身の行動を自分で決断できない。乳幼児期に皆と共同で一緒に何でもするという体験がなければ常識が育たないので、他の子どもとのズレが生じ、だんだん「変わっている」と思われるようになる。

そのため、自分の意見を言えないので、誰からの働きかけも淡々と受け入れ、言われたことは何でもその通りにしてしまう。ウィングの三つのタイプ、「孤立型」、「受動型」、「奇異型」のなかで、「受動型」に属する。

知的能力があったにもかかわらず、話ことば獲得の失敗による人格形成不全によって引き起こされた彼女の多難な人生に対して、私たちはことばを知らない。特に女性の受動型は、性交渉において多大の不利益を被ることになるのである。

彼女は、臨床心理士に定期的に診察をしてもらっているが、筆談で診察を受ける。仕事を含め、日常の多くの場面では、話ことばによってコミュニケーションをとっているが、本当の自分は喋らない状態のときだという。しかし、解離性障害の人にみられるような別人格のときの記憶の欠落はみられないようである。

グニラ・ガーランド

『ずっと「普通」になりたかった。』（花風社、二〇〇四年）の著者、グニラ・ガーランドの母は、ときどき彼女をなぐさめようと努めた。でも彼女は母になぐさめてもらうことができなかった。それは、母にはずいぶんつらいことだったらしい。

母がなぐさめようとするといつも、何かが違う、という気がしてしまう。脚が折れているのに、鼻の頭のけがのことでなぐさめられているような感じだった。(注九)

積み木と穴のあいた板。穴に積み木を押し込み、木づちで叩いて通すようになっている。私は積み木を叩きつづけた。自分のしていること以外、何も目に入っていない。私は壁に向かって坐っていた。そこにあるのは行為だけ。世界はない。私と私の行為だけ。(同七頁)

両親にとっては、彼女の行動はまったく理解できないものだった。彼女はいつも何かに触れていた。瓶の口に指をつっこみ、瓶の底に手をすべらせ、ソファーのひじ掛けをなで、ドアノブの周囲をなぞり、階段の手すりの玉に掌をこすりつける。彼女はただただ曲面のある物に触れたかったようだ。彼女には曲面が必要だったのだ。

「ちゃんと噛みなさい。言ったでしょう」と両親から、いつも言われていた。

彼女が物を噛めないことは、両親にとっては想像もできないことだった。でも彼女には顎のコントロールがうまくできなかったのだ。まず顎を動かすだけで重労働だったし、物を噛もうと思ったら、動かし方をいちいち頭で考えなければならなかった。つまり彼女は何をするにも体をどう動かせばいいか、頭で計算していたのだ。(注一〇)
彼女は自分の身体の各部位がどうつながっているのかが知覚できていなかったし、動くときには体をどう使えばいいのかも理解していないのに、やみくもに動いたらけがをしてしまうと思っていた。話ことばを獲得しなかったので、身体感覚—固有感覚を獲得できなかったのだ。
親の噛む様子、あるいは動き方を見ていれば、ミラー・ニューロンの働きで、アプリオリに噛み方ぐらい自然に習得するものである。しかし、親子の共感・共鳴の関係ができていないと、ミラー・ニューロンは働かない、真似できないのだ。丸のみした方が簡単なのに、なぜわざわざ噛まなければいけないのか彼女にはわからなかった。彼女は噛まなくても飲み込めるものだけを食べていたかった。
目先の変わったものを食べたいという必要は感じなかった。いつも決まりきったものを食べていられればそれでよかった。母はいろいろ手を尽くして違ったものを食べさせようとしたものだが、彼女はかなりの間、皮なしウインナーとチョコレートプリンしか食べなかった、ところがあるとき、急に別のものが好きになり、それからしばらくは、レバーペーストとプルーンだけを食べて、ほかのものは一切はねのけた。彼女がどうしてもやめようとしなかった行為はたいてい、彼女にとっては生きるか死ぬかという大切なことばかりだったのだ。いつものことながら、大人の手ではどうすることもできなかった。

自分で思いついて始めたことなら、いくら失敗しても平気だった。うまくいくまでくり返せばいいだけの話なのだから。目標が自分で決めたものである限り、彼女の忍耐力は無限だった。この三歳児を「知ろうとすること」にかりたてているものは、いったいなんだろうか。

・姉の模倣で読み書きことばを獲得する

彼女は、姉のケルステインが、集中して行にそって、ゆっくり指を動かしながら読んでいる様子を、観察してよく知っていたので、彼女も同じことをしていたようだ。

本に集中しているし、書いてある通りのことを発音している。声を出して一字一句たがわずに口ずさんでいた。しかも、姉が読むときとそっくり同じ、自信のなさそうな声、たどたどしい抑揚で、「これは本を読むとき用の声なのだろう。本を読むときはこの抑揚を使うことになっているに違いない」と考えていたので、彼女は自分では読んでいると思っていたようだ。持っている本のページは全部おなじみだったし、ページをめくるタイミングも間違えることがなかった。

彼女は、家にあった子ども用の本は残らず暗記していたので、きっと自分でも字が読めるのだろうと思っていた。しかし、実際は本が読めるのではなく、姉の真似をしていて、本を暗記していたのだ。

しかし、まもなくアルファベットカードと自分の推理力だけを頼りに、本当に読み方を覚えたのである。書く方が読むよりもやさしかったので、まずは、書くことを先に覚えた。読めるようになったのはそれからだった。

人はだれでも主体性をもって行動するとき、もっとも生き生きとなる。このころの幼児は、いったん学習に興味を覚えると、たちまちのうちに習得する。それほどこの年代の学習能力はすばらしい。

ことばは面白い。ちょっと難しいくらいでなくては楽しくない。次から次へと、どんどん難しい単語を覚えたくてたまらなかったようだ。新しい単語を耳にすると、すぐに捕まえた。そして、一度でも印刷で見たことのある単語は、すぐに書くことができた。書くのは楽しかった。上手に書けるのだということが楽しかった。話ことばというのは、彼女にとって回り道のようなもので、ひどくもどかしかったが、書きことばで表現するのは口で話すよりもはるかに楽だった。

三歳になる以前より、話ことばを覚える前に、姉の真似をしてどうやら読み書きことばを覚えていたと考えられる。すなわち、彼女の言語獲得は、会話を通してではなく、書きことば、活字の形を模倣する。文字の形を記憶して、次にそれが指示する対象や行為を対応させて記憶する、ということをやっていたようである。

したがって、話をするとき、読み書きことばをまず頭のなかにつくり、話ことばに変換して話すということをしていたのだ。

・「こうなるはず」、「こうするつもり」の世界が可能にする

彼女のこの脅威的な読み書きことばの習得ぶりは、三歳児の未曾有の能力を感じさせる。話ことばは、母子の共感・共鳴の関係があれば、ほっておいても子どもは獲得していくものである。しかし、読み書きことばとなるとそうはいかない。姉のケルスティンの読んでいる様を逐一真似し記憶していったのだ。

野村庄吾が、『乳幼児の世界――こころの発達』（岩波書店、一九八〇年）で述べている三歳児の凄さを紹介しよう。

「はずだ」と考えるためには、過去の経験、つまり「こうしたときは……だった」という過去

の経験が必要である。そこで、「もしこうなら、こうなるだろう」という予想がたつ。「こうなるはずだ」と考え、「こうなら、こうなるだろう」という仮説を立てれば、こんどは、その一つ一つを検証せねば気がすまない。三歳児はこれをやるのである。頑固に一切の例外を認めない。もうあとはいいだろうという大人の妥協はない。概念ができあがった大人のように、二つ三つ照合すれば、あとは同じだろうということではすまされない。そこで儀式ともいうべき確認のセレモニーが始まる。三歳児の「はず」の世界は、あくなき探索行動の引き金になり、「……をするつもり」でたくましく前進していく。できるかできないかは別として、「……するつもり」の自分があらわれるから、この自分に訴えてやれば、不安なく自分から進んで物事をやろうとする。三歳児は「つもり」になればなんとしても頑固にやり抜こうとする。約束というものは他人とするものというより、自分自身に語りかけて、自分の要求を自分でコントロールすることである。二歳児ではこういったことは無理だが、三歳児では約束もかなり守れるところまで意思の力ができている。だが、外から無理矢理がまんさせられるというのはかえって困難である。自分以外の力にがまんして耐えたりあきらめることはできない。

三歳児はこうなる「はず」だと考えるから、世界に秩序ができ、世界が理解され、自分もそのなかに入っていける。また、実際には能力がともなわなくても、こうする「つもり」と考え、自分は自分なりにやろうとする「つもり」になるから、いろんなことが可能になる。「はず」によって過去は整理され認識の世界がさらにひろめられ、「つもり」によって未来に向かって可能な世界がひろがっていく。つまり、「はず」は過去からの帰納であるのに対して、「つもり」は未来からの現在の体制化であると、野村庄吾はいう。

とにかく「する」、「しない」にかかわらず、「自分で」ということが大事である。これはある意味で大変観念的で、「自分でする」というよりも自分のやり方で、さらに自分の論理でするということである。大人の決まり、社会のルールといったものをすぐ受け入れるのではなく、「こういうはず」「こういうつもり」という自分の見方や論理のふるいにかけて納得しなければならない。こういう原理主義、公式主義は、大人にとってとても困るわけで、ここでも駄々っ子で強情な手のつけられぬ三歳児像がある。自分をかえりみてまとめる自己ができていくことは、自分の身体のコントロールの面にも強く反映してくる。従来、三歳が反抗期と呼ばれてきたが、かれらはだれに反抗しているわけではない。ただ自分の主体に忠実になろうとしている。三歳児の経験主義、公式主義は、一度は通らねばならないものである。子どもは子どもの論理をつらぬくことによって、自己の芽がぐんぐん伸びていくものであり、それが三歳児の発達の素晴らしいところである。人は自分が主体的にかかわれる行為のとき、もっとも気持ちよく、最大の力がでるし、自分の能力いっぱいを生きている状態のとき、美しく見える。三歳児をできるだけいそいで四歳児、五歳児にしようとすればできる。「こうなるはず」を支えていくなかで、「どうして」「なぜ」という豊かな好奇心の基礎ができるし、「こうするつもり」のなかから、自分で辛抱して待つ、前もって知ることにより自制しながら根気よくものに取り組み、自分のものにしていく。

野村庄吾のいう幼児の「こうなるはず」、「こうするつもり」の世界は、ことば獲得のメカニズムで述べてきた、範疇的汎化・論理的汎化という言語の自己組織化機能の進化した状態のことを表現していると言ってもよいだろう。

・グニラの苦悩

自分の外の世界にいるときに味わう、「何かが違う」という感じ、それに、何をやってもまずい結果になってしまう、何でも彼女の落ち度になってしまうという感じの方がよほど耐えがたかった。

彼女の世界は違った。彼女からみたら、父と母と姉は一つの単位で、彼女はそれとは別個の、もう一つの単位だった。彼女の人生は単に、何かの偶然で彼らの人生の近くを、彼らとは平行に走っているだけであって、彼女と彼らの間には何の共通点もない。それは彼女の力ではどうしようもないことだった。彼女の願望でもなければ、空想でもなく、単なる事実だった。彼女はそれ以外の生の在り方を知らなかったのだから。彼女が家族に所属していると感じなかったというのは、自分で選んで決めたことではない。人は普通どうあることになっているのか知らなかったのだから、彼女にはどうすることもできなかったのである。

四歳のとき、姉が学校に行くようになると、昼間は母と二人きりになった。彼女と母の間には、共通の言語というものが全くない。母は「もうすぐ」とか「たぶん」とか「あとで」といった不明瞭な用語をよく使う。私のことばは具体的で厳密。グニラには母の言わんとすることがほとんど掴めなかったし、母は母で、彼女の言うことは何でも額面通りなのだということがわかっていなかった。

そのため、彼女はときおり激しいかんしゃくを起こすことになった。母は彼女のかんしゃくを何とかしようとしていた。母が手を焼いていることはわかっていたが、彼女には全く気にならなかった。自分のことは自分で決める。母が邪魔するのはおかしい。だからしかたがない。そう思っていたのだ。でもその一方で、彼女は、自分のせいで母が自分自身を不甲斐なく思っているらしいこともぼんやりとわかっていた。母の感じは、彼女を扱いかねているようにみえた。

彼女は、母親と相互模倣ゲームをしておらず、共感・共鳴の関係を築けず話ことばを獲得できなかったのである。すなわち、母親とこころの触れ合う共同生活を営んでいなかったことになる。

姉のケルスティンと私は、年が三つ離れていた。それでも私たちには共通の言語があった。単に言語が共通というだけではない。ケルスティンは、私が本当はどういう人間なのか、大まかにとはいえ、つかんでいたようだ。私と両親の間に立って、意思疎通の仲立ちをしてくれることができたくらいだから。ケルスティンは私の代弁者になってくれた。私がほかの子とは違うというのを本能的に知っていて、私に年相応のことを要求しても無理だとわかっていた。

ケルスティンはよく、私に向けられた質問に代わりに応えてくれていた。ありがたいと思うこともあったが、だんだんうるさく感じるようになっていった。ただ頭の中で返事を作文して、それを口に出すのに時間がかかるだけで、自分でもきちんと答えられたのだが。私がせっせと言葉を組み立てているのに、急いで妹をかばわなくちゃと焦ったケルスティ

ンが先に答えてしまって、やる気をくじかれてしまうことも多かった。（同二〇―二一頁）

ところが、他人に要求されたこととなると、失敗続きはつらかった。失敗が一つあるたびに、グニラはますます敏感になり、自分なんかだめなやつだという気がしてしまうのだった。なぜ自分は、要求された通りのことができないのか、いくら考えてもわからなかった。物ごとの成り立ち、筋道、相互の関係、どうしてもわからなかった。グニラは考えに考えた。多大な努力を注ぎ込み、さらに注ぎ込んだ、世界は常に変化している大きな謎であり、予測のつかない事件がひっきりなしに起きつづける。どうなっているの？　なぜなの？

話ことばは合意的コミュニケーション相互作用であり、情動的コミュニケーションである。母娘で合意できたとき、共感・共鳴により、模倣によりことばを獲得していくのである。この共感・共鳴の関係は、生後早期からの親子の相互模倣ゲームによって培われてきたものである。グニラ親子にとっては、この相互模倣ゲームの欠如があったとしか考えられない。そして、母娘で共同生活を送ってこなかったのである。

グニラは、母が自分に何かを求めているらしいことはときおり感じていたが、それが愛情だということはわからなかった。「この人は私に何を求めているのだろう？　どうして一人でそっとしておいてくれないのだろう？　あっちへ行ってよ！　あなたは私とは関係ないのに！」、そんな思いを母親に抱いていたのだ。グニラはほかの人たちが自分と何か関係があるとは考えていなかった。特に両親は自分と無関係なのかと思っていたのだ。だから言いつけに従う必要があるとも思わなかった。ほかの人の言うことを考えに入れるとしたら、両親よりも姉の話を聞く方が理にかなっていると思えた。少なくとも、姉の方がグニラにことの事情や理由を理解させるのが上手だった。

大人は私の代わりに勝手に物ごとを決めてしまう。それればかりか勝手に決める権利があると考えているのだ。グニラは自分のままで愛してほしかった。そして、そのままでは愛してもらえないとわかったときも、愛してもらうにはお返しが必要だという発想が全く思い浮かばなかった。子どもたちは、母親に甘えたり、言いつけに従ったりすることでお返しをしているのだが、グニラはそれに気づかなかった。愛してくれないなら、一人にして。

自閉症者の特徴として、特定の音、触感、味覚、また特定の感覚を偏愛するかと思うと、大きな音や明らかな暴力に反応を示さない。もう一つの特徴として、感覚過敏を和らげるために、彼らはしばしば体を締め付けることで安心感を得ようとする。

ソファーの後ろやベッドの下にもぐり込み、家具の張り地を爪でつまんで、ごわごわした感触を楽しむのだった。静かな狭い空間にすっぽりはまる感じもよかった。特に、自分の身体が空間の大きさぎりぎりというのが大好きだった。まるで服を着るように、空間を着る、洞窟を着る。ぎゅうぎゅうに詰まるというのは安全な感じがした。半端なすき間があってはならない。ぴったりおさまれば、私は落ちつきに満たされる。そうすると、あの、常にやむことのない首筋の不快感もやわらぐのだった。（同二三頁）

グニラは、自分の感覚や感情が他人にわかるかわからないかが重要なことだとは、少しも知らなかったという。

グニラにとっては、自分の感じたことを外に表すことは、頭で決めて意識的に行う行為だった。ちょうど、自分の内側から、感情や感覚を「手動で」とり出して、それを何か、表に掲げられるような形式に変換するような感じだった。どうして人間はそんなことをすることになっているのか、それさえもよくわかっていなかった。グニラの感覚、感情は、ひとりでに外に出ることがなかった。

話ことばを獲得できなかったガーランドは、このように、自然に生じる感情表現をことばに表現できたわけではなく、感情や感覚をまず読み書きことばに置き換える作業をしなければならなかったので、棒読みのような話し方になるのである。定型発達者の話を聞くときも、暗黙のうちに共有されている情況や感情に基づく曖昧な言い回しや機微がわからず、悩むことになる。(注一二)

自閉症の人は、通常、自分がどう感じているかを表現することができない(同一五頁)。顔のどの部分がどういう感情を表わしているのかさえわからなかったりする。彼女は、その知性のために状況にはある程度対処できてしまうものの、感情の方がついていかなかったのである。

・話をするために台本を作る

リズムがつかめないとうまく他者と意思の疎通が行えない。ことばというものは、複数の人間のあいだで、運動感覚と情動性の間合いを図式化するものである。リズムに基づけられないかぎり、言語はコミュニケーションの手段にならない。活字の解読を通して言語を身につけたグニラの場合は、本質的にはコミュニケーション、あるいは体験の共有の道具として、ことばは成立しないのである。

母娘のあいだで、相互模倣ゲーム・視線触発の欠如があったからである。

話をするためには、まず、台詞を考えなくてはならない。私の場合それはほとんど、頭の中で原稿を書くというのに近い作業なのだ。しかも長い文章だとたいてい二回も。（同二九頁）

グニラは、話ことばを獲得していなかったので、読み書きことばで話すことばを考えてから話していたのだ。

私は急に、自動的に話すことができるようになったわけだが、それがどのようにして起きたのか、自分でも説明できない。（中略）私は昔から、頭の中でまず原稿を書くという方法にずっと慣れ親しんでいた。だから、自発的に話せる準備が整ってからも、ずいぶん長い間、知らずに古い方法で話していたのだろう。（同二六一頁）

グニラは、読み書きことばを一度頭の中で話ことばに翻訳してから話していたのだが、長いあいだの実経験のもとで自然に話ができるようになっていたのだ。この事実は、自閉症の脳機能の先天性説を否定する一つの根拠となる。

Ⅵ章　総論――高機能アスペルガーは、話ことば獲得障害で発症

高機能アスペルガー障害は、話ことば獲得障害によって生じることをいままで述べてきた。話ことば獲得のプロセスに問題があるとき、高機能アスペルガー障害になるとしても、状況や誘因によりさまざまな様態がある。

川崎医科大学小児科名誉教授である片岡直樹は、五百人以上の赤ちゃんのビデオを集めており次のように述べている。

生まれた直後からホームビデオで録画された映像を見ると、赤ちゃんのときは、目が合い、笑ったり、なんごをしゃべったりしており、生後二～三ヶ月のとき、全員母親と目が合って、微笑みを認める。このように、当初は愛着は育っている。ところが、テレビ・ビデオの長時間

視聴に子どもたちが曝されると、話ことばを獲得できなくなるのである。

心理言語学者ブレイン・アーリーン・モスコウィッツは次のように、述べている。

両親は聾唖だが本人は正常な聴力をもっている男の子は、ひどい喘息のためほとんど一日中家の中で過ごしていた。両親はその子と手話で通じ合っていたが、英語を学べるように毎日テレビの前に坐らせていた。三歳になるまでにその子は、手話を使うことはできるようになったが、英語は理解することも話すこともできなかったという。

テレビでは言語学習をするのには不十分である。テレビは問題を問いかけることはできるかもしれないが、子どもの答えに返答することはできない。子どもの環境にことばがあり、他の人々とことばを使って実際にコミュニケーションすることができてはじめて、子どもは言語を発達させることができるのである。

片岡直樹は、実際に、テレビの長時間視聴を止めさせれば、話ことばの回復につながり、こころの形成も障害されないことを確認している。

発症の要因のさまざま

・早期教育としてフラッシュカードに接することは、話ことば獲得に問題を生じてくる。

・クララとエリー、シャロット・ムーアとジョージ&サム、チャールズ・ハートとテッドの場合（前著『なぜ自閉症になるのか』で紹介）

これらの例は、話ことばも読み書きことばも獲得できなかったので、いわゆる自閉症といわれる様態を呈する。

・キャサリン・モーリスとアンの場合（前著『なぜ自閉症になるのか』で紹介）

一歳三ヶ月のときの両親の旅行による不在が発症の誘因。しかし、両親が発症のごく早期に気づき、優秀なセラピスト二人を得て、応用行動分析療法、言語行動療法によって治癒に導く。

・森口奈緒美の場合

難産の末に仮死状態で誕生する。すなわち、周産期のトラブルの存在による相互模倣ゲームの欠損が考えられる。

また、出生後すぐに大阪に転居し、ここで乳幼児期を過ごす。このころから母親になつかず、押し入れで一人の世界に閉じこもる。環境の激変による不安感の存在。

話ことば習得に問題が生じたのは、相互模倣ゲームの欠損、不安感の存在。

・泉流星の場合

スポック博士の育児書で育てられる。母親が読んで聞かせることが多かったという。話ことばではなく、読み書きことばが優先される。

・サルトルの評伝で紹介されたギュスターヴ・フローベールの場合

話ことばが普通に獲得されなかったので、いわゆる普通の常識をもち得なかった。そのため、普通の日常生活を送れなかったのである。

・ドナ・ウィリアムズ、グニラ・ガーランドの場合

二人の両親は、いわゆる普通ではなかった。したがって、話ことばを普通に獲得できる環境が二人にはなかったことは事実である。そのため、話ことばを普通に使い、普通のこころを形成することができなかったのである。二人とも、知能が非常に高かったので、話ことばの不備を読み書きことばで補って人生を送ることになったのである。

人は、自己表現も話ことばもすべて意識的な分析なしで、一瞬のうちにできるものだということがわからなかったようだ。

・藤家寛子の場合

両親が仕事のため多忙で、子どもとかかわることが十分にできず、祖父との深いかかわりの中で、読書にのめりこんでいった。会話は、ウィリアムズやガーランドと同じく、人の言うことを何でもまず自分に向かって言直さなければならなかった。

・ロビン・Hの場合

三歳上の姉がおり、目の離せない時期で、母親がその姉にかかり切りになった。そのため、彼女がおとなしいということで、お母さんが楽というか、手間のかからない子は、育て易いというので、放っておかれたようだ。

お母さんとの接触が少なく、また人見知りが異常に激しかったので、話ことばを十分に獲得する以前に、読み書きことばに習熟してしまったようだ。

補遺

なお最後に、片岡直樹先生が、平成二四年三月に母校岡山大学医学部小児科学教室の同門会で、記念講演されたときの講演要旨を記載する。

乳幼児の電子メディア接触と言葉の遅れ（発達障害）

今、保育園で言葉遅れの赤ちゃんが増えています。多くはすでに生後六ヶ月で表情が乏しく、微笑が消えています。三〜五家庭に一家庭では朝から晩までテレビがつけっぱなしであります。そのうち、五〜一〇人に一人の赤ちゃんがコミュニケーション不良をきたしています。出生三〇〜五〇人に一人にあたります。テレビがついていても、その三倍ぐらいの時間を抱っこしたり、戸外へつれて出て応答環境が十分確保できれば問題は発生しません。

言葉遅れ相談事例

最近の相談事例（メール）を示します。年間一〇〇〜二〇〇通のメールがきています。

東京：二歳の娘が二ヶ月前に自閉症と診断されました。本を拝見し、二ヶ月前からテレビを消していますが回復に向かっているのか分かりません。

青森：一歳七ヶ月の男児ですが、意味のある言葉が出ません。視線が合わず呼んでも振り向きません。

京都：一一ヶ月になる男児ですが、目が合わずなんごが出ません。テレビが一日中ついています。泣くとスマホを見せます。

広島：四歳の男児ですが、アニメの主人公になりきった行動や仕種《しぐさ》が多く、友達と遊べません。言葉も少なく単語のみです。

名古屋：二歳の娘の言葉遅れです。自閉症の疑いといわれています。一ヶ月からテレビにはまりました。一ヶ月間テレビを中止し目が少し合うようになりました。

佐賀：一歳七ヶ月の子どもが先日一歳半健診で発達障害と診断され支援センターへ紹介されま

した。目を合わせない、指差ししない、言葉がない。
埼玉：息子（四歳五ヶ月）、娘（二歳〇ヶ月）がおり、生まれたときからテレビ漬けで育てました。息子は広汎性発達障害と診断され、娘はまだ言葉が出ません。
東京：先週一歳半健診で有意語を発しない、指差ししないため、二歳時再検診を受けることになりました。インターネットで先生が警鐘を鳴らしている「新しいタイプの言葉遅れ」に見事にあてはまり、本を購入して読み、愕然としました。
千葉：本を拝読し、一歳五ヶ月男児について相談メールしました。指差しがなく、意味のある言葉が出ません。テレビ漬けだったことが悔やまれます。
東京：二歳〇ヶ月の娘が言葉を一言もしゃべりません。半年前から保育園へ通っていますが、集団になじめず一人で遊んでいます。園長先生から専門機関へ紹介されました。
新潟：二歳半男児がマンマ、ワンワンなどの言葉が一言も出ないが、理解はできています。一日中テレビがついていましたが、本を読みわらをも掴む思いでメールしました。
千葉：二歳半の息子が言葉が出ません。バナナのナとかオニギリのギなど一音はいくつか出ます。テレビ、DVD、CDを一日何時間も見せていました。
群馬：二歳三ヶ月の男児が言葉をはっきりしゃべりません。バイバイー、バー、ギターなど単語らしいものが出ますが増えません。本を拝読し、二週間前からテレビを消しました。

言葉遅れ三症例の映像解説

全国各地からやってくる、一歳～三歳代のコミュニケーション障害児（発達障害児）は五〇〇〇名を超えています。この一五年間は、受診時、生い立ちの生活記録ビデオを持参してもらっており、現在、約五百名分のビデオ（DVD）が集まっています。今回、言葉の出ないコミュニケーション障害を重いものから軽いものまで三つのパターンに分け、その典型例三例を解説します（YouTube 映像二七分で紹介しています）。

それら三症例は、症例一：対人（－）理解（－）言語（－）→自閉症言葉遅れ、
症例二：対人（＋）理解（－）言語（－）→受容性言葉遅れ、
症例三：対人（＋）理解（＋）言語（－）→単純表出性言葉遅れです。

［症例一］

二歳二ヶ月、男児　初診：表情（－）視線（－）指さし（－）まね（－）指示（－）

生後テレビがつけっぱなしだった。生後四ヶ月テレビの前で手足をバタバタ打ち鳴らし、テレビに向かって「キャッキャッキャ」と声を出す。一歳一一ヶ月の映像では、表情がなく、凍りつくような目つきでテレビの方を見ながらジャングルジムの上方で一人で遊んでいる。親が呼びかけても振り向かない。発声はない。初診の二歳二ヶ月からテレビを禁止し、家族が丁寧に関わったところ、三歳でごっこ遊びができ、母親の指示に応じて、洗濯物を干すなどの行動を見せ始めた。三歳半で、かん高い声ではあるが、伝わる単語が一個くらい出てきた。対人関係が育ち、感情表現が豊かになっている。四歳六ヶ月普通の会話ができた。現在、小学六年生普通学級で国語、算数が得意。

［症例二二］

二歳九ヶ月、男児　初診：表情（＋）視線（＋）指さし（－）まね（－）指示（－）

生後テレビがつけっぱなしだった。生後二ヶ月から英語教材の音を聞かせた。一歳時、父と笑い合って遊んでいるが、言葉はない。一歳半、英語教材の音声を真似て、「ガッガッ」と発声するが、意味のない吠え声でしかない。二歳半、コミュニケーション障害と診断され、生涯治らないといわれ、母親はショックで立ち上れなかったという。初診の二歳九ヶ月以降、音の出るものを全て禁止し、じゃれあって関わるよう指導する。三歳時、まね言葉ながら、「パパ、イッチャッタ」「ニューニュー、オイシイ」など話し言葉が出た。五歳半、冗談を言って家族を笑わせる程に成長した。現在、中学一年生、優等生。

［症例三］

一歳九ヶ月、男児　初診：表情（＋）視線（＋）指さし（＋）まね（＋）指示（＋）

生後、テレビがつけっぱなしだった。一歳半の映像では表情豊かで、「おつむてんてん」などの指示に年齢相応の反応をしている。しかし、祖父や父と積み木遊びをしている背後にテレビの音があり、テレビのつけっぱなしが日常であったことが容易にわかる。母親が絵本の読み聞かせしている場面では、指さしができるのに、まったく声が出ず、無声のままであった。一方、テレビの音楽場面では楽しそうに「キャッキャッ」と大声を出している。初診を機にテレビ、ビデオ、CD、電子おもちゃを禁止した。二歳時自分で本をめくりながら、母の声を真似して、「アッアッアッ」と声を出している。三歳誕生日の映像では、お寿司の具を指さして患児が「これなに」と聞くと「しいたけ」と母親が答えている。するとすぐさま患児は、「しいたけは、いらん」と自分の言葉でニコニコしながら言っている。現在、小学六年生、優等生（「YouTube 片岡直樹」で検索すると三症例の動画を見ることができます）。

症例一は親に全くなつかず言語理解も言葉もない重いタイプ、症例二は親になついているが言葉の理解が悪い受容性言葉遅れのタイプ、症例三は親の言うことは何でも理解できるが、言葉だけが出ない表出性言葉遅れの軽いタイプです。重いものを一つとすれば、軽いものは一〇、すなわち、重いものが一〇〇人〜二〇〇人に一人、軽いものは一〇〜二〇人に一人ぐらい見つかると割り出しています。

定型人間（健常人）の愛着発達と発達障害における愛着形成の頓挫

動物は、生まれてすぐimprinting（刷り込み）がはじまり、短時間でひとり立ちします。ところが、人間は、imprintingに一〜二年間を要し、応答環境の下で、歩いたりしゃべったりするようになります。生まれながら人間の子どもには、みんな天才的能力（天分）が備わっているけれども、特定の大人がそばにいないと、子どもは天分を発揮することはできません。

生後、母児間で抱かれる、乳を飲む、あやされる、眠る、泣くなどを通して、お互いに一緒にいることで心地よくなり、愛着を覚えます。そして、五感の体験により、笑う、怒る、いがり泣くなどの愛着が育つ。まねをすることでコミュニケーション力が芽ばえます。すべて、応答環境が成立することが必須条件です。ここに、定型人間（健常人）と重い言葉遅れ（自閉症児）が育っていくヒントがあります。ボウルビーの愛着理論によると、定型人間の愛着発達は次の段階を経て育ちます。

第一段階（誕生から二ヶ月）：人の弁別をともなわない定位と発信（非選択的愛着）
第二段階（三ヶ月〜六ヶ月）：特定の弁別された人に対する定位と発信（選択的愛着）
第三段階（六ヶ月〜二歳頃）：分離不安（抱っこをせがむ、後を追う、響き合い）
第四段階（三歳以上）：自立（自分で考え行動する、人の役に立つ）

自閉症児は誕生後愛着が育つ時期、混沌としていて人間との選択的愛着が成立しないということが、世界的に通っている自閉症病因説であります。生後まもなく親は「どこかおかしい」と気づきます。おとなしい、目を合わせようとしない、笑ったり泣いたりしない、抱っこを嫌がる。泣きだしたら止まらないなどです。以上は、自閉症の専門家が頭の中で考えている乳児像でありますが、実際に体験した人は皆無でありましょう。すべて、両親から聞き出した回想であります。自閉症は、脳機能の障害により生じるもので、育て方やしつけが原因ではないといわれます。自閉症は完全に「治す」治療法はないと自閉症の聖書「自閉症スペクトル」（ローナ・ウィング）に書かれています。

一方、私の持論である自閉症の原因は後天性であります。私が出会う自閉症児は、全員定型発達児がたどる愛着発達の第一から第四段階までの途中で、頓挫してしまうために、愛着形成が失敗に終わるのです。早ければ生後半年ぐらいで出会う子もおれば、一歳、二歳あるいは三歳ごろやってくる子どもたちもいます。五〇〇人以上の赤ちゃんのビデオが集まっています。生まれた直後からホームビデオで録画された映像をみると、赤ちゃんのときは目が合い、笑ったり、なんごをしゃべったりしています。生後二〜三ヶ月のとき、全員母親と目が合って、微笑みを認めます。さらに不思議なことは、折れ線タイプの言葉遅れ（小児崩壊性障害）が自閉症の三〇％を占めることが、自閉症バイブルに堂々と記載されています。愛着形成の途中での頓挫そのものです。

この頓挫がなぜ起こるのかが言葉遅れ問題の根元であります。赤ん坊が〝音〟〝光〟環境にはまるのです。すなわち、愛着は当初育っているけれども、途中、テレビ、ビデオ、CD、BGM、電子おもちゃ、知育おもちゃ、フラッシュカードなどの環境の下で、愛着が消失するのです。テレビが出現する以前にも当然、自閉症児は存在しています。人間との応答環境にない、文字、数字、パズルなど早期教育（デジタル育児）という事物に興味をもつ環境があったことが察知されます。健常の子どもは、すべて生きる術を無意識に自然に学びます（アナログ育児）。赤ちゃんは自分で触れたり、見たり、聞いたりして、身につけていきます。赤ちゃんに対して、物をつかむことや見ること、聞くことをいちいち教え込まなければならなかったら、人類はこの世に存在しなかったでしょう。無意識の応答環境（間主観性）によって、コミュニケーションの基本が育つことが人間存在の根元なのです。三つ子の魂百までという先達の言葉があります。私は三歳を過ぎた言葉遅れの児は難しいことを実感しています。

おわりに

発達障害と診断される言葉遅れの子どもたちは、そのほとんどが後天性に発症しています。音・光環境などによって無意識の応答環境が破綻されることが愛着形成不全をきたすのです。われわれ小児科医が、乳幼児健康診査時に対応しなければならない緊急課題です。

（著者注：なお、この講演要旨に記載されている本とは、次のものである。『テレビを消したら赤ちゃんがしゃべった！　笑った！』片岡直樹、メタモル出版、二〇〇九年。）

本文注

注一　アレクサンドル・ルリア：『認識の史的発達』森岡修一訳、明治図書出版、一九七六年

注二　『家の馬鹿息子I』三九七頁、「この香を嗅げ」による

注三　一〇五頁参照

注四　自我は、自らの受動性に動機づけられて、能動的構成作用、すなわち綜合を行うとされる、フッサールの重要な概念。

注五　ギュスターヴによって同じ時期に書かれた物語の中で、サルトルは、この物語を彼の幼少期の錯迷を表現するための作者の努力が一際はっきりと現れているので選んだとしている。

注六　バーデン大公国：ドイツの南西端に位置し、一九五二年以降ドイツ連邦共和国バーデン・ウユルテンベルク州の一部となった独立国家。一一一二年バーデン辺境伯領として出発し、以来一八〇六年に成立したバーデン大公国に至るまで、ツエーリンク家が連綿として支配した。

注七　彼がしばしば檻と呼ぶ、小さく粗末な部屋。

注八　次章参照

注九　話ことばを、親子の合意的コミュニケーション相互作用によって獲得していないことによる。親子の共感・共鳴の世界が築かれていなかったからである。

注一〇　親子のあいだに視線触発の欠如があったので、運動感覚を共有できなかったからである。

注一一　運動感覚と情動性の浸透が弱いから。

参考文献

一　Moskowitz, Breyne Ariene."The Acquisition of Language." In Williams.Y.Wang,ed., The Emergence of Language:Development and Evolution. New York:W.H.Freeman and Company 1991
二　岩永竜一郎、藤家寛子、ニキ・リンコ：『続・自閉っ子、こういう風にできてます！』花風社、二〇〇八年
三　木村育美ほか：「自閉症スペクトラム児における視線認知——脳磁場検査を用いた生理学研究」『自閉症スペクトラム研究』第五巻、日本スペクトラム学会、二〇〇六年
四　村上靖彦：『自閉症の現象学』勁草書房、二〇〇八年
五　グニラ・ガーランド：『ずっと「普通」になりたかった。』ニキ・リンコ訳、花風社、二〇〇〇年
六　サルトル：『存在と無Ⅱ』松浪信三郎訳、人文書院、一九五八年
七　渡部佳延：『サルトル、存在と自由の思想家』トランスビュー社、二〇一三年

あとがき

前著のまえがきで紹介した川崎医科大学の小児科名誉教授の片岡直樹氏が、拙著『なぜ自閉症になるのか』をたまたまネットでみつけたとのことで、先日、ひょっこり訪ねてくださった。退職後、ｋｉｄｓ21子育て研究所を設立し、子どもがよりよく育つような環境の整備に力を注いでおられるようである。

片岡先生は、四〇年以上の小児科臨床医としての経験から、発達障害と診断されることば遅れの子どもたちは、多くは後天性に発症することに警告を発しておられる。音・光環境（テレビ・スマホ）や早期教育（デジタル育児）によって、乳幼児の無意識の応答環境が破壊され、愛着障害をきたすことに少なからぬ危機感を抱いておられる。

私は本著のまえがきで、ドナ・ウィリアムズの三部作を、「この手記そのものが、自閉症は先天性ではなく、話ことばを獲得できなかったために発症することの証拠を数多く提起してくれているのである」と述べさせてもらった。しかし、ドナ・ウィリアムズの『自閉症だったわたしへ』のまえがきで、ダブリン・トリニティ・カレッジ精神医学科臨床教授アンソニー・クレアは、「自閉症は、脳の発達障害によっておこると考えられている。その結果外界からの情報が、的確には処理されなくなるのである」と述べているのである。これが、ドナ・ウィリアムズの著に賛辞を与え「まえがき」まで述べている精神科医の言なのである。

また、日本小児神経学会は、自閉症スペクトラムの発症成因を先天的なものとして対外的に応じてきた。

このように、自閉症を扱う領域の医者は、精神科医なのである。

精神科医は、子どもとお母さんの両方を観察する機会がほとんどないか、限られている。とくに乳幼児期においてはそうである。したがって、片岡先生のような子どもとお母さんの両方の観察眼を有した小児科医の視点が重要視されるのである。

自閉症スペクトラムの一翼を担う高機能アスペルガー障害の方たちがいっせいに手記を発表するようになって、自閉症の様態が明らかになってきた。

臨床医学の領域にあっては、そもそも実際の症例を丁寧に客観的に観察しなければならないが、自閉症スペクトラムの範疇に入る人たちの様態（生活史、生活記録、個人史）は、そういった意味で正しく緻密に観察されてはこなかったと思われる。

人間の脳科学は、言語の科学であると言ってもよい。動物実験で、人の脳科学がわかるものではない。自閉症スペクトラムの研究を、動物実験で行っている理化学研究所の内匠精神生物学研究チームの自閉症研究は強固な壁にぶち当たっていると思わざるを得ない。まさに、高機能アスペルガー障害者を言語機能の面から研究することこそが、自閉症スペクトラムの研究に求められているのである。

サルトルのフローベールの評伝の論考の解読には、大変苦労した。しかし、正に、話ことば獲得障害がフローベールの高機能アスペルガー障害をもたらしたことを鮮やかに捉えていることを確信したのである。フローベールの評伝の解読には、花伝社の水野宏信さんに一方ならぬお世話になったことにお礼申し上げたい。くわえて、丁寧な編集に対してここに厚く感謝申し上げます。誠にありがとうございました。

別府真琴（べっぷ・まこと）
1939年大阪府豊中市生まれ。神戸大学医学部卒業後、神戸大学第二外科を経て、兵庫県立西宮病院外科部長。専門は消化器外科、特に肝臓胆道膵臓外科。1995年退官。外科医時代から関心があった、西洋医学を基盤にしながらもその欠陥を補完する医療の研究に従事。現在、別府内科クリニック院長。
著書『なぜ自閉症になるのか』（花伝社）、『意識呼吸のすすめ』、『自分らしさの「タイプB」』（どちらも朝日ソノラマ）

自閉症スペクトラムの謎を解く——高機能アスペルガー障害は、話ことば獲得障害

2016年4月25日　初版第1刷発行

著者 ——— 別府真琴
発行者 —— 平田　勝
発行 ——— 花伝社
発売 ——— 共栄書房
〒101-0065　東京都千代田区西神田2-5-11 出版輸送ビル2F
電話　03-3263-3813
FAX　03-3239-8272
E-mail　kadensha@muf.biglobe.ne.jp
URL　http://kadensha.net
振替　00140-6-59661
装幀 ——— 三田村邦亮
印刷・製本—中央精版印刷株式会社

ISBN 978-4-7634-0771-9　C0047

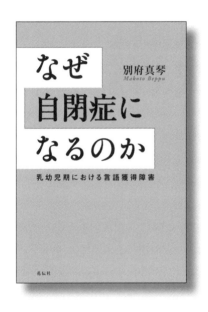